ECHINOCOCCOSE ALVÉOLAIRE

PRINCIPALEMENT DU FOIE

ÉTUDE CRITIQUE A PROPOS D'UN CAS FRANÇAIS

PAR

Le Dr Charles DAUJAT

Ex-Interne des Hôpitaux de Lyon,
Préparateur au Laboratoire d'Anatomie pathologique.

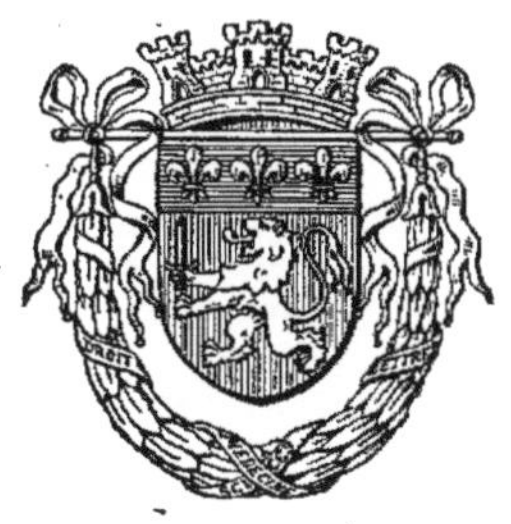

LYON

A. REY, IMPRIMEUR-ÉDITEUR DE L'UNIVERSITÉ

4, RUE GENTIL, 4

1912

ECHINOCOCCOSE ALVÉOLAIRE

PRINCIPALEMENT DU FOIE

ÉTUDE CRITIQUE A PROPOS D'UN CAS FRANÇAIS

ECHINOCOCCOSE ALVÉOLAIRE

PRINCIPALEMENT DU FOIE

ÉTUDE CRITIQUE A PROPOS D'UN CAS FRANÇAIS

PAR

Le Dʳ Charles DAUJAT

Ex-Interne des Hôpitaux de Lyon,
Préparateur au Laboratoire d'Anatomie pathologique.

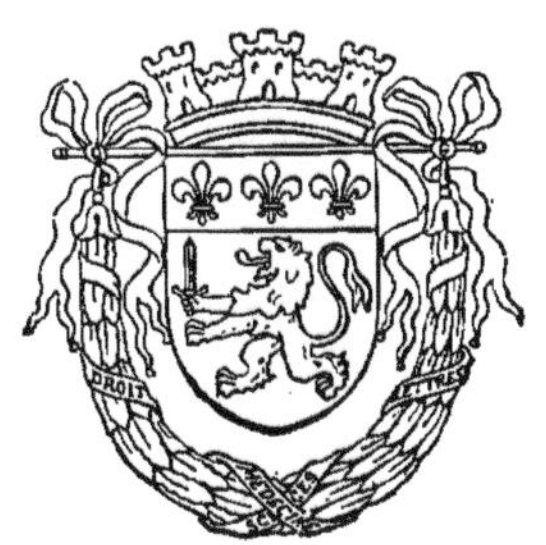

LYON

A. REY, IMPRIMEUR-ÉDITEUR DE L'UNIVERSITÉ

4, RUE GENTIL, 4

1912

A LA MÉMOIRE DE MON PÈRE

Le Docteur Ernest DAUJAT

A MA MÈRE

A MES FRÈRES ET SŒUR

A MES AMIS

A MES MAITRES DANS LES HOPITAUX

STAGE

M. le Professeur ROLLET, chirurgien de l'Hôtel-Dieu, professeur de clinique ophtalmologique ;

M. le Dr MOUISSET, médecin de l'Hôtel-Dieu.

EXTERNAT

M. le Professeur VALLAS, chirurgien de l'Hôtel-Dieu ;

M. le Professeur JABOULAY, professeur de clinique chirurgicale ;

M. le Professeur agrégé BÉRARD. chirurgien de l'Hôtel-Dieu, chargé de cours à la Faculté :

M. le Dr PLAUCHU, accoucheur des hôpitaux ;

M. le Dr BRET, médecin des hôpitaux.

INTERNAT

M. le Dr PEHU, médecin des hôpitaux ;

M. le Professeur WEILL, professeur de clinique médicale infantile ;

M. le Professeur Auguste POLLOSSON, professeur de clinique gynécologique ;

M. le Professeur FABRE, professeur de clinique obstétricale, accoucheur des hôpitaux ;

M. le Professeur NICOLAS, professeur de clinique dermatologique ;

M. le Professeur PAVIOT, médecin des hôpitaux ;

M, le Professeur VALLAS, chirurgien de l'Hôtel-Dieu ;

M. le Professeur agrégé TIXIER, chirurgien de l'Hôtel-Dieu ;

M. le Dr MOLLARD, médecin des hôpitaux.

A MES MAITRES

AU LABORATOIRE D'ANATOMIE PATHOLOGIQUE

M. le Dr BERIEL, médecin des hôpitaux;

M. le Dr Paul SAVY, médecin des hôpitaux.

Nous remercions vivement M. le Dr Mollard qui nous a permis de publier l'observation qui a servi de prétexte à cette thèse, M. le Dr Favre, médecin des hôpitaux, qui nous a donné l'idée de cette thèse et à qui nous sommes redevable des recherches diagnostiques de l'observation, M. le Dr André, ancien interne des hôpitaux, qui a dû pratiquer de nombreuses coupes avant d'arriver à trouver des scolex, et qui a bien voulu nous montrer ses préparations et nous donner son avis autorisé.

Nous remercions M. le professeur Guiart, qui a bien voulu nous encourager par ses conseils, nous a donné des indications bibliographiques et nous a permis de consulter dans la bibliothèque du laboratoire de parasitologie les ouvrages que nous n'avions pas trouvés à la bibliothèque universitaire.

M. le professeur Paviot a confirmé le diagnostic sur la pièce anatomique et sur les coupes que nous avons pratiquées dans son laboratoire de la Faculté. Nous l'en remercions, mais nous le remercions surtout de la bienveillance qu'il nous a témoignée pendant que nous étions son interne et que nous avons continué à apprécier dans son laboratoire, où il nous a appris à aimer l'anatomie pathologique.

Enfin, si nous avons pu mener à bien notre documentation allemande, nous le devons à Mlle E. Belinky, qui nous a aidé dans nos traductions. Nous lui adressons nos plus sincères remerciements.

ECHINOCOCCOSE ALVÉOLAIRE

PRINCIPALEMENT DU FOIE

ÉTUDE CRITIQUE A PROPOS D'UN CAS FRANÇAIS

INTRODUCTION

Au mois de juillet 1911, nous avons eu l'occasion d'observer, étant interne de M. le Dr Mollard à l'hôpital Saint-Pothin de Lyon, un cas d'échinococcose alvéolaire du foie d'un type clinique spécial, cachectisant sans ictère.

Les recherches dans les traités classiques ne nous ont pas donné de renseignements suffisamment précis. La plupart des auteurs indiquent, en quelques lignes, l'existence de cette maladie et déclarent qu'il est inutile d'insister, car « l'affection est inconnue en France ».

Le *Précis de Parasitologie* de M. le professeur Guiart (Paris, 1910) et celui de M. Neveu-Lemaire (Paris, 1908) donnent de courts résumés de la question.

Les auteurs des récents traités de médecine se désintéressent de la question : Castaigne et Chiray *(Manuel des maladies du foie et des voies biliaires*, sous la direction de Debove, Achard et Castaigne, Paris, 1910)

disent : « Nous n'insisterons pas sur cette forme très
spéciale de l'échinococcose sur laquelle la chirurgie
n'a pas de prise et qui est *heureusement inconnue
dans nos climats.* » A. Ribot, dans *les Maladies du foie
et leur traitement*, par les Drs Garnier, Lereboullet,
Herscher, etc., Paris, 1910, dit: « L'affection est inconnue dans nos pays. » Enriquez *(Traité de médecine,*
Laffitte, Bergé, Lamy, Enriquez), Mongour *(Précis des
maladies du foie*, collection Testut, 1905), Chauffard
(Traité de médecine, Bouchard et Brissaud, 2e éd.,
1902). Schwartz *(Chirurgie du foie*, 1901), Segond
(Traité de chirurgie, Duplay-Reclus, 1908), sont brefs
et ne distinguent pas nettement alvéolaire et multiple.
Gilbert et Surmont *(Traité de médecine*, Brouardel,
Gilbert, 1898) donnent peu de détails, mais signalent
les expériences de Klemm et de Mangold et les succès
thérapeutiques de Brunner et de Bruns.

Par contre, Faure et Labey *(Traité de chirurgie,*
Le Dentu, Delbet, 2e éd., 1910) donnent un bon résumé
de la question. Terrier et Auvray *(Chirurgie du foie
et des voies biliaires*, Paris, 1907) donnent une description de dix-sept pages où la question est bien exposée :
ils se basent surtout sur les communications de Dévé
à la Société de Biologie en 1903 et 1905.

Les auteurs plus anciens : Lancereaux *(Traité des
maladies du foie et du pancréas*, Paris, 1899), Labadie-
Lagrave *(Traité des maladies du foie*, 1892), Eichhorst,
de Zurich *(Traité de pathologie interne*, 1899), Rendu
(Dictionnaire de Dechambre), Jaccoud *(Clinique de
la Charité*, 1867, IIe leçon), Frerichs, de Berlin
(Traité pratique des maladies du foie, 3e éd., 1877,

Paris, Baillière) font une mise au point de la question dans leurs articles. Celui de Frerichs est particulièrement intéressant à consulter, soit à l'article VII (échinocoque multiloculaire du foie), soit à l'article IX (cancer du foie).

Murchison *(Leçons cliniques sur les maladies du foie*, Paris, Delahaye, 1878) en parle dans les leçons VI et VII. Il dit que la maladie n'existe pas en Angleterre.

Cruveilhier *(Anatomie pathologique*, 1852-1856) ne décrit pas la maladie, ni rien d'approchant.

Les recherches bibliographiques que nous avons entreprises nous ont permis de trouver de nombreux articles en langue allemande ou russe. Nous n'avons pu traduire tous les travaux, mais nous avons traduit les principaux, tels que ceux de Melnikow-Raswedenkow, de Posselt, de Jenckel, d'Elenevsky, de Béha. Il nous a été facile de consulter les travaux suisses en langue française (Morin, Ducellier, Prévost, Ladame, Dematteis).

Nous avons pu, d'après les textes originaux, faire la critique des cas français.

La question du kyste hydatique des os nous a intéressé, car nous connaissions la thèse d'agrégation de M. Gangolphe (1886). Nous avons cherché à savoir s'il y a des échinococcoses des os qui soient alvéolaires.

Nous avons recherché si les méthodes de laboratoire (radioscopie, examen du sang, réaction de la déviation du complément) pouvaient être utiles au diagnostic.

Enfin la question du traitement opératoire nous a intéressé. Nous avons trouvé des observations qui permettent de dire que la laparotomie est, en général, inoffensive et que l'opération guérit ou améliore quelquefois les malades.

Nous pouvons maintenant nous demander *quelle sera l'utilité de ce travail.*

Notre but est de signaler un nouveau cas chez un Français, le troisième ou quatrième cas connu, *et de faire connaitre en France l'état actuel de la question.* En Russie, en 1899, au VII° Congrès des Médecins russes, Melnikow-Raswedenkow et Lubimow demandèrent qu'on publiât tous les nouveaux cas, et depuis, en effet, les cas connus se sont multipliés en Russie. On peut penser que les médecins français ne signalent pas plus souvent la maladie parce qu'ils ne savent pas la diagnostiquer. Cliniquement, ils disent cancer du foie ou cirrhose hypertrophique. Anatomiquement, ils diraient cancer colloïde.

Nous ne sommes pas de cet avis. Nous admettons la confusion comme possible à l'autopsie pour des *personnes non prévenues,* mais nous croyons que l'examen microscopique caractéristique suffit à lever tous les doutes. On est fatalement intrigué par l'aspect curieux et bien spécial de la tumeur alvéolaire, et il est facile dans toutes les villes universitaires de faire pratiquer l'examen histologique par des personnes compétentes. Du reste, on signale rarement le cancer alvéolaire macroscopiquement. A Lyon, il y a eu en 1908 une discussion à la Société médicale des Hôpitaux sur le cancer primitif du foie. De nombreux médecins (J. Courmont, Barjon, Mollard, Cade et Savy) ont apporté des observations, et personne ne parle de cancer à forme alvéolaire.

Nous sommes d'avis qu'en France il y a un foyer de la maladie dans les Alpes et dans le Jura. Si l'affection n'est pas connue, c'est qu'elle a une évolution médicale, que les médecins diagnostiquent cirrhose ou cancer inopérable. Elle survient chez des paysans, profondément attachés à leur sol et venant difficilement se faire soigner dans les villes, d'où le manque d'autopsies.

Néanmoins, on peut être amené à constater la maladie sinon chez un Français, du moins chez un étranger émigré (Russe, Allemand ou Suisse); et c'est une affection très intéressante à étudier, car elle est en quelque sorte intermédiaire entre le cancer (tumeur maligne se propageant aux ganglions et donnant des métastases) et les maladies inflammatoires telles que la tuberculose et la syphilis (cellules géantes, granulomes infectieux, caséification); *et l'on peut espérer que sa connaissance approfondie pourra, par analogie, appuyer la théorie parasitaire du cancer.*

Faute d'avoir pu nous documenter assez rapidement, nous n'avons pu compléter notre observation au point de vue des recherches à faire sur la tumeur avant fixation (examen microscopique, ingestion aux animaux). Nous donnerons un schéma des recherches à pratiquer pour guider les chercheurs français de l'avenir.

Nous avouons notre incompétence au point de vue de l'échinococcose alvéolaire des animaux. Son étude crique suffirait à faire un volumineux travail. Il serait à souhaiter que la lumière vînt de la collaboration d'un médecin et d'un vétérinaire. Nous nous contenterons de donner l'opinion des auteurs autorisés et de conclure d'après elles.

Voici quelle sera la division de notre sujet : historique, le nom à donner, distribution géographique de la maladie, anatomie pathologique, macroscopique et microscopique, parasitologie, étiologie et symptômes, diagnostic clinique et méthodes de laboratoire, diagnostic anatomopathologique. Puis nous étudierons dans trois chapitres critiques les cas publiés en France, l'échinococcose alvéolaire des os et l'échinococcose alvéolaire des animaux. Nous donnerons ensuite un schéma des recherches à pratiquer, et nous terminerons par l'étude du traitement.

La bibliographie contient la liste des travaux que nous avons jugés intéressants. Nous avons donné à part la liste des thèses allemandes ou suisses, et à part aussi les travaux sur l'échinococcose multiloculaire des animaux.

Quant aux observations, nous donnons les quatre observations concernant des Français (Hayem, Dematteis, Marchand et Adam, Mollard et Favre). Nous ajoutons l'observation Graux.

Nous reproduirons l'observation Weber, qui n'est pas citée dans les travaux récents et mérite d'être connue. Quant aux observations allemandes et russes, nous en avons choisi trois qui sont typiques de la manière des auteurs : une de Posselt et une de Melnikow-Raswedenkow, tous deux dualistes, et la dernière de Jenckel, qui reste un uniciste irréductible.

CHAPITRE PREMIER

HISTORIQUE

Le premier cas connu est celui décrit par Buhl en
1852, sous le nom de cancer colloïde alvéolaire du foie.
La même année Luschka publia un cas semblable sous
le nom de « cancer colloïde (colloïdkrebs) ». En 1854,
Buhl publia un deuxième cas personnel. W. Meyer
rapporta deux cas dans sa thèse, sous le nom de « car-
cinome avec développement régressif ». La même
année aussi Zeller rapporta un cas, sous le nom
d' « alveolar colloïd » ; le premier il découvrit des couronnes de crochets à l'examen histologique, mais il
expliqua leur présence par un hasard.

Ce fut Virchow qui, en 1855, reconnut la nature parasitaire de la maladie et la décrivit sous le nom de
« tumeur ulcéreuse du foie à échinocoques multiloculaires, multiloculäre ulcerirende Echinokokkengesch-
wulst der Leber ». Il admet que ce n'est qu'une forme
de kyste hydatique commun et son opinion est admise
par les auteurs qui suivirent et publièrent de nouveaux
cas : Heschl, Luschka (1856), Buhl (1857), Böttcher,
Schiess (1858), Griesinger (1860), ce qui porte à 12
cas le nombre des cas publiés en 1860.

De 1860 à 1890, viennent les travaux ou les observations allemandes et suisses de Niemeyer, Leuckart

(1863), Erismann (1864), Friedreich (1865), Schrötter et Scheuthauer, Ott (1867), Bosch, Ducellier (1868), Kappeler, Munk, Eberth (1869), Bauer, Heschl (1872), Prougeansky (1873), Miller (1874), Haffter, Landenberger, Prévost, Morin (1875), Scheuthauer, Buhl, Dean, Gardner (1877), Birch-Hirschfeld, Bauer (1878), Kraenzle (1880), Fr. Meyer, Waldstein, Huber, Körber, Kiesselbach, Zaeslein (1881), Marchand, Klemm (1883), Brinsteiner, Virchow (1884), Bollinger, Naegeli, Vogler (1885) Vierordt (1886), Nahm, Ladame (1887), Lehmann, Marenbach, Stathausen, Brandt (1889), Dematteis, Reiniger, Guillebeau (1890).

La plupart de ces travaux n'ont qu'un intérêt statistique. Les descriptions cliniques et macroscopiques sont très détaillées. Les discussions portent principalement sur le mode d'envahissement du foie (lymphatiques, artères, veines ou canaux biliaires), et sur l'unité ou la dualité de l'échinococcose alvéolaire et de l'hydatique. Nous avons trouvé particulièrement intéressantes les observations de Ducellier et de Morin.

En France, pendant ce temps, nous trouvons l'observation de Féréol (1867), qui fait le sujet de la thèse de Carrière (1868) sur la tumeur alvéolaire du foie et du poumon. La question était déjà connue par l'article de Friedreich, dans les *Archives générales de Médecine* (1865).

En 1869, Hayem publie un cas de cirrhose du foie produite par des échinocoques multiloculaires, chez un strasbourgeois mort à Paris. En 1874, Graux présente à la Société Anatomique une tumeur du foie qu'il compare à celle du cas Carrière. En 1875, on trouve le travail de Haffter dans les *Archives générales de Médecine*. En 1886, Gangolphe, dans sa thèse d'agrégation, assimile l'échinococcose des os à l'échinococcose alvéolaire du foie. Enfin, en 1890, le cas Dematteis fut observé chez un français de Thonon.

En Russie, les premières observations sont publiées par Albrecht (Saint-Pétersbourg, 1882), Lukin (Kasan, 1884), Brandt (Kasan, 1889), Lubimow (Kasan, 1890).

Parmi tous ces travaux, celui de VIERORDT (1886) mérite une mention spéciale : c'est le premier travail important de statistique, il porte sur quatre-vingt-quatre cas.

De 1891 à 1900, nous trouvons des observations d'intérêt variable dues à Tschmarke, Brunner, Huber (1891), Hubrich, Mangold, Thaler, Dürig, Krusenstein, Romanow (Tomsk 1892), A. Müller, Bernet, Roth (1893), Komarow (Moscou), Winogradow (Kasan 1894), Bider, Kojin (Moscou), Mosetig-Moorof, Posselt (1895), Jakob, Rostocki, Bruns, Lehne, Rokitansky (1896), Bobrow (Moscou), Posselt, Sabolotnow (Kasan 1897), Flatau, Wilms (1898), Löwenstein, Zinn, Walther-Schmidt, Abée, Brentano et Benda, Lubimow (Kasan), Melnikow-Raswedenkow (Moscou), Œrtel-Horst, Posselt (1899), Wolynzew, Posselt, Wyssokowitsch (1900).

Parmi ces travaux, nous devons signaler ceux de Mangold et A. Müller, où sont rapportées des expériences d'ingestion aux animaux, expériences déjà tentées par Morin (1875), par Klemm (1883) et Vogler (1885). Ces expériences tendent à renverser la doctrine de Virchow et à prouver la dualité de l'hydatique et de l'alvéolaire.

Les travaux de Lubimow, à Kasan (1890 et 1899), sont importants, car Kasan est un des centres de l'infection en Russie. Mais nous devons parler surtout de l'œuvre de Posselt , privat - docent à Innsbrück (Tyrol).

Posselt présenta à la Société Médicale d'Innsbrück une série de malades avec le diagnostic clinique d'échinococcose alvéolaire et, à une séance ultérieure, il put pour plusieurs cas présenter les pièces anatomiques confirmant le diagnostic en 1895, 1897, 1901 et 1903.

En 1897, il étudia l'échinococcose alvéolaire dans le Tyrol, rapportant dix-neuf observations personnelles. En 1899, il étudia les symptômes et le diagnostic clinique de la maladie, dans un article de quatre-vingt-huit pages. En 1900, il étudia l'anatomie pathologique, dans un article de cent trente pages, avec figures macroscopiques et microscopiques. Il insiste sur l'aspect macroscopique et sur les crochets des scolex. La même année, il écrit un volume de trois cents pages environ, sur la répartition géographique de l'échinocoque alvéolaire ; il reprend la statistique à partir du travail de Vierordt, en 1886 ; il arrive à deux cent quinze cas. En 1904, il fait des expériences d'ingestion aux animaux et il obtient un ténia qu'il différencie du ténia échinococcus ordinaire par les crochets et par l'utérus ; il l'appelle « ténia *echinococcus alveolaris* ». En 1906, il rapporte avec plus de détails les résultats de ses recherches, il insiste pour qu'on appelle alvéolaire et non multiloculaire la tumeur alvéolaire, et il se fait un défenseur convaincu de la dualité par les preuves tirées de la répartition géographique, des crochets des scolex de l'échinocoque et des crochets et de l'utérus des ténias.

Continuons l'ordre chronologique après 1900. En 1901, nous trouvons un travail remarquable de MEL-NIKOW-RASWEDENKOW. Celui-ci, alors privat-docent à Moscou, élève de Ziegler de Fribourg-en-Brisgau, actuellement professeur à Charkow (Russie), a présenté au VII° Congrès des Médecins russes à Kasan, en 1899, un important rapport sur l'échinocoque alvéolaire. Il a repris la question dans un mémoire de 295 pages, paru dans les *Archives de Ziegler*, en 1901, et contenant 6 tableaux avec 57 figures, la plupart dessins en couleurs de préparations microscopiques.

Ce travail est le plus important qui ait été écrit sur la question ; il est basé sur 101 observations chez l'homme et 8 chez l'animal, dont 85 avec examen microscopique très détaillé, pratiqué par Melnikow lui-même. Elles se rapportent à des cas russes, allemands et suisses.

C'est l'étude histologique et parasitologique qui fait le fond et l'originalité de l'article.

On trouve, en outre, des chapitres sur la statistique et la répartition géographique (il ajoute 20 cas à la statistique de Posselt = 235), sur l'historique, sur la séméiologie, l'étiologie et la thérapeutique, sur l'échinocoque alvéolaire chez les animaux et un schéma des examens anatomiques et expérimentaux à faire pour étudier complètement la question. Nous avons tiré de cet article un grand nombre de renseignements.

Depuis Melnikow-Raswedenkow, nous avons trouvé encore un certain nombre de travaux :

En 1901, nous trouvons Cäsar, Broïdo, Hauser, Weber. Le cas Hauser est intéressant par le siège primitif dans la plèvre et le poumon et les métastases dans le cerveau.

En 1902, parurent les travaux de Priesack, Liebermeister, von Tabora, Posselt, von Hacker. Le cas de von Hacker est un cas de guérison par l'opération.

En 1903, Anscheles-Wolownick, Dévé, Jenckel, von Linstow,

En 1904, Béha, Neresheimer, Gimmel (Kasan) et Posselt (expériences),

En 1905, Dévé,

En 1906, Posselt,

En 1907, Jenckel et Elenevsky font des travaux sur la question.

Le cas Jenckel est très typique ; il fut observé chez un Allemand du Nord, ce qui est très rare. Elenevsky rapporte 7 observations nouvelles, dont plusieurs remarquables par le siège dans les os, la rate, le cerveau.

En 1908, Terebinsky (Orenburg, Russie) rapporte un cas dans le tissu cellulaire sous-cutané.

En 1909, Reich étudie l'échinococcose des os en général et parle de l'alvéolaire.

En 1910, Dobrotine rapporte un cas où la réaction de la déviation du complément fut positive, Marchand et Adam rapportent un cas chez un Français né à Gex.

Enfin, en 1911, Mollard et Favre rapportent un cas chez un malade né à Longchaumois (Jura).

Au point de vue doctrinal, il y a de nombreuses

discussions : Cäsar insiste sur les cellules géantes et la coexistence avec la tuberculose. Priesach, Lieber-meister, Béha, Elenevsky font surtout des études histo-logiques qui confirment presque complètement les tra-vaux de Melnikow. Posselt défend la dualité. Jenckel (1907), est un partisan de l'unité. Il n'admet pas le développement du parasite dans les tissus sans hôte intermédiaire et critique Melnikow ; il attaque Posselt au sujet des crochets et de l'utérus du ténia *echino-coccus alveolaris* et, s'appuyant sur les recherches du naturaliste von Linstow, de Göttingen comme lui, il dit que le ténia de Posselt ne diffère pas du ténia échi-nocoque ordinaire. Il combat tous les arguments en faveur de la dualité tirés de la répartition géogra-phique, de l'histologie et de la parasitologie.

En France, la question a été étudiée par F. Dévé, de Rouen, dont on connaît la compétence pour toutes les questions relatives aux kystes hydatiques, dont la thèse sur l'échinococcose secondaire du péri-toine (Paris, 1901) est classique et fut complétée par des expériences sur l'échinococcose secondaire et sur l'échinococcose primitive *(Société de Biologie)*. Dévé n'a pas observé de cas personnel, mais il a pu examiner des cas étrangers : il a vu 22 pièces macroscopiques, à Heidelberg, Zurich, Tubingen, Bâle, Fribourg-en-Brisgau, Strasbourg ; il a examiné 6 échantillons au microscope venant de Zurich, Innsbrück et Fribourg. Il a aussi examiné des cas de tumeurs multiloculaires des animaux, des os, de l'épiploon. Il propose d'appeler l'affection : échinococcose bavaro-tyrolienne. Il a pu, en 1903, indiquer les caractères distinctifs de l'échinococcose alvéolaire. En 1905, il en a étudié les caractères zoologiques ; il a étudié aussi l'échinococcose multiloculaire des animaux, et il conclut qu'elle est totalement différente de l'alvéolaire de l'homme.

Nous voyons, dans cet historique, trois noms principaux à retenir : Posselt, Melnikow-Raswedenkow et Dévé.

CHAPITRE II

LE NOM A DONNER

L'affection qui nous occupe a été appelée de différents noms. Sans parler de l'*alveolar-colloïd* de Buhl et de Zeller, du colloïdkrebs de Luschka qui venaient d'une erreur de diagnostic, nous trouvons d'abord : *tumeur ulcéreuse à échinocoques multiloculaires* dénomination employée par Virchow puis par Heschl (1872); Prougeanski (1873); Müller (1874) et Löwenstein (1899).

Carrière dit : *tumeur hydatique alvéolaire*; on peut dire aussi *kyste hydatique alvéolaire*, mais ces appellations sont à rejeter à cause du mot « hydatique », car les vésicules alvéolaires ne contiennent pour ainsi dire pas d'eau.

Dévé propose le nom d' « *échinococcose bavaro-tyrolienne* » pour rappeler que c'est en Bavière et au Tyrol que la maladie est presque uniquement localisée. Nous ne pouvons admettre ce nom, car il faudrait ajouter würtembergo - helvético - russo, etc.; c'est surtout l'important foyer russe qui se trouve méconnu.

La plus grande confusion vient de ce que les uns disent *échinocoque multiloculaire* et les autres *échinocoque alvéolaire*. Il serait à souhaiter que tout le monde employât le même mot. Nous rejetons multiloculaire, car ce mot prête à confusion avec *multiple*. En France on emploie volontiers l'épithète de multiloculaire dans les cas de plusieurs kystes assez rapprochés, les uns grands, les autres petits, comme par exemple les échinocoques du péritoine ; et aussi il existe de vrais kystes multiloculaires non alvéolaires, en particulier dans le tissu musculaire et dans les os. Nous verrons plus loin les nombreuses confusions qui se sont produites en France quand nous ferons la critique des cas de Reboul, Cassoute, Sargnon, Renon, Bousquet-Bruyant, et la critique des kystes des os. Par exemple Sargnon, dans deux articles qu'il a fait paraître sur un cas de kystes hydatiques *multiples* a employé la première fois le mot *aréolaire* et la deuxième celui de *multinodulaire* et l'on comprend combien la confusion était facile surtout pour les traducteurs étrangers.

Nous souhaitons qu'il n'y ait plus qu'un seul nom, celui d'**échinococcose alvéolaire** que tout le monde comprend facilement. Depuis 1900, cette coutume tend à s'établir. Posselt plaide en sa faveur et néanmoins Elenevsky (1907), Dobrotine (1910) disent encore multiloculaire et il s'agit d'alvéolaires.

CHAPITRE III

STATISTIQUE ET DISTRIBUTION GÉOGRAPHIQUE

Les renseignements sur ce sujet sont contenus dans Vierordt (1886), Posselt (1900), Melnikow (1901).

En 1886, VIERORDT cite 84 cas dont 29 en Bavière, 21 en Suisse, 18 en Würtemberg, 7 en Autriche, 4 en Russie, 2 en Prusse, 1 à Bade, 1 aux Etats-Unis et 1 cas sans indications. Il concluait que la maladie était endémique en Bavière, Würtemberg et dans certains cantons de la Suisse.

En 1897, Posselt signale un foyer dans le Tyrol et publie 19 cas personnels.

En 1899, Melnikow-Raswedenkow rappelle les travaux russes sur le sujet et rapporte des cas inédits en Russie; il trouve 54 cas russes surtout dans la région de Kasan.

En 1900, POSSELT publie un volume de statistique : il arrive à 215 cas en tout.

I. — Bavière 56, Alpes autrichiennes 30, Suisse 27, Würtemberg 25. Hohenzollern 1, Bade 3, Tyrol ou Würtemberg 1, Autriche ou Bavière 1.

II. — Waldeck 1, Oberhessen 1, Saxe 1, Kassel 1,

Saxon en Amérique 1, Alsace 1, Prusse 2, Allemand en Amérique 1.

III. — Russie 54 ou 56 (Moscou 23, Kasan 17).

IV. — France 2 (Haute-Savoie 1), Bavarois observé en France 1, Etats-Unis 1, Italie du Nord 1.

Melnikow-Raswedenkow en 1901 ajoute 20 cas, il arrive à un total de 235. Il ajoute 1 cas en Bavière, 5 cas suisses (Lausanne 2, Zürich 1, Bâle 2) et 14 cas russes.

On peut ajouter à Melnikow quelques cas :

I. — Bavière 3 (Priesach, Neresheimer à Münich, Hauser à Erlangen), Bade 1 (Béha à Fribourg-en Brisgau), Würtemberg 5 (Liebermeister à Tübingen), Tyrol 3 (Posselt et von Hacker à Innsbrück), Suisse 1 (Weber à Neuchâtel).

II. — Allemagne moyenne 1 (Jenckel à Göttingen).

III. — Russie 11 (Gimmel, 7 cas d'Elenevsky, Terebinsky, Dobrotine, Wyssokowitsch).

IV. — France 2 (Marchand et Adam, Mollard et Favre).

On arrive ainsi à 262 cas. Mais Posselt en 1906 déclare en connaître 265 dont 35 en Suisse, mais il n'en donne pas le détail.

Nous ne nous arrêterons pas plus longtemps à ces travaux de statistique générale. Nous allons passer en revue les différents pays en insistant sur certains cas qui nous ont paru curieux, observés en dehors des foyers habituels.

Angleterre et Amérique. — En Angleterre, Murchinson dit que la maladie est inconnue. Heller, cité par Vierordt aurait vu deux tumeurs à échinocoques multiloculaires à Londres et à Edimbourg ; G. Wilks cité par Frerichs aurait trouvé des pièces anatomiques au musée de Guy's Hospital.

En Amérique, nous trouvons cité dans plusieurs auteurs un cas *chez une négresse*. Il s'agit du cas Déan. Celui-ci observa en 1869, à l'autopsie d'une négresse de Saint-Louis (Etats-Unis), une échinococcose multiloculaire de la grosseur d'un œuf d'oie dans le foie. Au microscope on trouva des crochets dans de nombreux alvéoles. Comme la femme n'avait jamais quitté les Etats-Unis, on doit conclure qu'elle s'est infectée là-bas.

Trois autres cas observés en Amérique ont été constatés *sur des Allemands* aux Etats-Unis.

Déan a trouvé un échinocoque multiloculaire chez un serrurier de trente-neuf ans, habitant les Etats-Unis depuis cinq ans et originaire de Schwangau (Bavière).

Prudden, cité par Œrstel-Horst, a constaté en 1873, à l'autopsie d'un Allemand, habitant les Etats-Unis depuis cinq ans, une tumeur à échinocoques multiloculaires avec une grande cavité centrale à parois épaisses contenant de nombreuses vésicules. On trouva des scolex et des crochets. Œrstel-Horst rapporte un cas personnel : il s'agit d'un Allemand du Sud. de Saxe-Weimar, près de la Bavière. Cet homme de trente-neuf ans était depuis dix ans en Amérique, il fut opéré pour kyste hydatique en 1898. Il y avait 4 litres de liquide dans le lobe gauche, l'examen microscopique montra qu'il s'agissait d'une échinococcose alvéolaire.

Du reste ces cas ne sont pas les seuls observés chez des Allemands émigrés : le malade de Féréol et

Carrière était un Bavarois depuis douze ans à Paris.

ITALIE. — Posselt signale trois cas dans l'Italie du Nord. Il n'a pu vérifier le cas Bruni (échinocoque multiloculaire du foie, guérison, *Gazz. medic. Ital.*, prov. Venete, Padova, 1880, XXVIII, 164 et 171).

Il a, par contre, pu conclure de la lecture de Latis et Fogliani que la nature alvéolaire des deux cas opérés à la clinique chirurgicale du professeur Tansini, à Modène, n'était pas suffisamment démontrée. Nous y reviendrons au chapitre du traitement.

Il y a une pièce au musée de Bologne, mais elle fut recueillie à Tübingen.

Un cas rapporté par Posselt (1900, statistique) observé chez un Italien de la province de Bergame concerne un cas de kystes multiples.

ALLEMAGNE. — C'est dans l'Allemagne du Sud que l'affection a été signalée en premier lieu. Elle est très fréquente en Bavière (Münich), en Würtemberg (Tübingen), un peu moins dans le grand-duché de Bade (Bade, Fribourg-en-Brisgau).

Dans l'Allemagne du Nord, par contre, l'affection est tout à fait exceptionnelle, alors que le kyste hydatique commun est fréquent. On ne signale que deux cas d'alvéolaire en Prusse dans les statistiques. Jenckel dit connaître deux cas en Mecklembourg, un cas Madelung et un cas Rostock-Deetz, d'après une lettre personnelle.

Dans la moyenne Allemagne, nous trouvons signalés quelques cas, tout d'abord un cas de Jakob en Saxe, près de Sangerhausen et le cas de Œrtel-Horst chez un Saxon en Amérique. La Saxe est assez éloignée, au nord-est des foyers habituels.

Puis nous trouvons un groupe de cinq cas signalés entre les provinces Rhénanes et les Etats de Thüringe : un cas d'Abée à Wildungen dans le sud de la principauté de Waldeck ; un cas d'Abée en Hesse à Merxhausen, au sud-ouest de Kassel, qui est à l'est de Waldeck ; un cas de Meyer en Hesse, dans le district de Melsungen, au sud de Kassel ; un cas de Bernet en Hesse, dans le district de Lauterbach, à l'est de Giessen, au sud de Kassel ; un cas de Jenckel en Hanovre à Göttingen, un peu au nord-est de Waldeck, au nord de Kassel. Ces cinq cas sont donc de pays assez rapprochés ; on peut schématiser ainsi : un cas à Waldeck, un cas à Göttingen, un cas à Giessen et deux cas à Kassel.

Autriche. — L'affection est fréquente en Tyrol (Innsbrück), en Styrie et en Carinthie.

Belgique. — L'affection est inconnue (Crocq).

Russie. — Melnikow conclut qu'il y a de très nombreux cas ; on peut difficilement se rendre compte des foyers d'infection, car les malades observés ont la plupart du temps beaucoup voyagé ou sont venus de très loin se faire soigner dans les villes (Moscou, Saint-Pétersbourg). A Cronstadt, on l'observe chez des marins venant des régions les plus diverses de la Russie. On peut néanmoins conclure que la Pologne est indemne ; les deux cas observés à Varsovie par Gregoriew et rapportés par Melnikow et par Elenevsky ont été observés chez des soldats venus d'ailleurs. Les deux foyers principaux sont *les provinces du centre*

*autour de Moscou et la région du Volga avec Kasan
au centre.*

La Sibérie n'est pas indemne. Krusenstern rapporta
un cas en Sibérie Orientale ; Romanow relata des cas
à Tomsk. Mais là aussi la population est essentiellement mobile et vient la plupart du temps de Russie
d'Europe. Le kyste hydatique ordinaire n'est du reste
pas rare en Russie.

Suisse. — La Suisse nous intéresse plus particulièrement à cause du voisinage du Jura. Il y a,
croyons-nous, 33 cas connus. Vierordt en donne 21,
Posselt en ajoute 6, Melnikow 5 et nous-même 1, le
cas Weber.

Nous pouvons diviser ces cas en deux classes suivant qu'ils ont été observés dans le Jura suisse ou dans
les Alpes suisses. Dans le **Jura suisse**, nous trouvons
5 cas : le cas Ladame, cité déjà par Zaeslein chez un
malade de Verrières, canton de Neuchâtel, sur la
frontière de France près de Pontarlier (Doubs) ; les
2 cas Morin, chez des malades de Villeret (Jura
bernois) ; 2 cas à Bâle (3 cas observés à Bâle venaient
des Alpes).

Aux deux extrémités de la chaîne du Jura nous
trouvons 5 cas : 2 à Genève (cas Ducellier chez un
malade de Chancy, sur la frontière de France, et cas
Prévost, observé à Genève) et 3 cas à Schaffouse, près
du duché de Bade, cités par Posselt.

Il y a trois cas jurassiens douteux sur la limite du
Jura : le cas de Cérenville, publié par Melnikow,
observé à Lausanne; le cas Roux, publié par Melnikow, observé à Lausanne chez une femme de trente-

quatre ans, de Renens, à 4 kilomètres de Lausanne, mais née à Vouvry sur le Rhône à l'est du lac de Genève ; et le cas Weber observé à Colombier (Neuchâtel), sur un homme de vingt-cinq ans ayant habité jusqu'à l'âge de seize ans à Ostermannigen à une heure de marche d'Aarberg (canton de Berne) au nord entre Neuchâtel et Berne.

Dans les Alpes, nous trouvons 19 cas dans les cantons du Nord-Est : Berne 3 (Melnikow, Naegeli, Krebs), Argovie 1 (Bider), Zurich 8 dont 4 d'origine indécise (W. Meyer, Prougeansky, Erismann, Melnikow), Thurgovie 5 (Kappeler, Haffter, Roth et Bider), Saint-Gall 2 (Guillebeau, Zinn).

La présence des cas dans le Jura suisse nous permet de trouver toute naturelle la constatation de cas dans le Jura français.

FRANCE. — Nous ne retiendrons que quatre cas : le cas Hayem (1869) observé à Paris chez un Strasbourgeois ; le cas Dematties (1890) chez un paysan de Thonon (Haute-Savoie) opéré et mort à Genève ; le cas Marchand et Adam (1910) chez un idiot né à Gex (Ain) dans les montagnes du Jura et mort à l'asile d'aliénés de Bourg ; et notre cas (cas Mollard et Favre) chez un homme né à Longchaumois, arrondissement de Saint-Claude (Jura) et habitant Morez (Jura). Nous ne pouvons tenir compte du cas Graux, car on ne note pas la nationalité du malade.

CONCLUSIONS. — L'affection qui nous occupe est fréquente en Bavière, en Würtemberg, dans le duché de Bade, dans le Tyrol, la Styrie, la Carinthie, en Suisse et en Russie.

Par contre, l'affection est inconnue dans les pays où sévit le kyste hydatique, en Mecklembourg, Poméranie, Dalmatie, Islande, Australie, République Argentine[1], Landes[2].

On remarque que la plupart des pays atteints par l'alvéolaire sont des *pays de montagne*. Nous pouvons suivre les Alpes en commençant à Thonon, passant par la Suisse, la Bavière, le Tyrol, la Styrie, la Carinthie. Puis prenons la chaîne du Jura qui part des Alpes et va de Genève à Schaffouse, nous trouvons des foyers sur le versant suisse et le versant français. Plus loin que le Jura, de l'autre côté du Rhin, part vers le nord la Forêt Noire (Bade, Fribourg) et vers le nord-est le Jura de Souabe (Würtemberg) et le Jura de Franconie (Bavière du Nord) et nous arrivons au plateau de Bavière, prolongement des Alpes de Bavière. Nous pouvons même ajouter que les cas de Hesse et de Waldeck ne sont pas très loin au nord du Würtemberg et nous voyons que le territoire géographique de l'échinocoque alvéolaire forme un tout bien homogène. On pouvait édifier des théories sur le rôle du climat de montagne, sur le froid, la présence des bestiaux, les habitudes du pays quand la découverte de nombreux cas, en Russie, *pays essentiellement plat*, où paissent les moutons aussi bien que les bestiaux, est venue troubler tous les calculs.

[1] Cranwell et Végas, *Revue de Chirurgie*, 1901.
[2] Adrien, *Thèse de Bordeaux*, 1910-1911.

CHAPITRE IV

ANATOMIE PATHOLOGIQUE

A. — DESCRIPTION MACROSCOPIQUE

Siège de la tumeur. — La tumeur se comporte comme une tumeur maligne : il y a une tumeur primitive qui peut envahir par continuité les organes voisins et donner des tumeurs métastatiques.

Dans la plupart des observations, c'est le foie qui est le siège du mal. Mais il existe des tumeurs primaires ailleurs que dans le foie, mais elles sont rares : on a signalé une fois la tumeur dans le cerveau (cas Roth-Bider), deux fois dans la rate (cas Moissejew, rapporté par Melnikow et un cas d'Elenevsky), une fois dans le poumon (cas Hauser) et une fois dans la capsule surrénale (cas Huber).

Les lésions de propagation ou les noyaux métastatiques ont la même structure que les noyaux primitifs : on en a signalé fréquemment dans les ganglions du hile du foie (8 cas dans Melnikow), rarement dans les ganglions du médiastin ou du mésentère. Dans les poumons, les métastases sont fréquentes, surtout en Russie ; on peut citer 4 cas dans Melnikow, 3 cas d'Elenevsky sur 7, les 2 cas Morin, les cas Carrière, Ducellier, Tschmarke, etc.

Dans le cerveau, on trouve des métastases dans cinq cas : cas Koshin-Melnikow, cas Lukin, un cas d'Elenevsky, cas Sabolotnow, cas Hauser. Le rein est envahi dans un cas Sabolotnow-Lubimow, la surrénale dans un cas Elenevsky et cas Teutschländer cité par Dévé ; dans le cas Tschmarke (cas 33 Melnikow) la surrénale droite était caséifiée. On trouve des propagations à la vésicule biliaire (un cas Morin, cas Huber) ; au diaphragme (un cas Elenevsky, cas 15 Posselt (1897), un cas Romanow, un cas Melnikow) ; au ligament hépato-duodénal (cas Zinn, cas 5 Melnikow) ; au mésentère (cas Morin) ; au péritoine épiploïque (Heschl), utérin (Scheuthauer), intestinal (cas 15 Posselt (1897) reconnu non tuberculeux au microscope, cas Kraenzle où l'on pensa à une sarcomatose péritonéale) ; au cœur (Buhl, Lubimow). Enfin on trouve des métastases dans les os (Elenevsky, Brentano et Benda). Ce dernier cas n'a pas été autopsié pas plus que celui de Terebinsky où la tumeur occupait le tissu cellulaire sous-cutané. On ne peut donc savoir s'il y avait une tumeur primitive ailleurs.

Nous allons décrire la tumeur dans le foie ; elle a les mêmes caractères dans la rate, les reins ou les surrénales. Nous décrirons ensuite l'envahissement en dehors du foie dans le péritoine, le diaphragme, la vésicule, la veine porte, les ganglions, puis nous dirons quelques mots des noyaux cérébraux et pulmonaires ; à ce propos nous discuterons la question de la coexistence avec la tuberculose. Dans un chapitre spécial nous discuterons la question du siège dans les os.

Foie. — Nous tenons à déclarer tout d'abord que l'échinococcose alvéolaire du foie, telle que nous l'avons observée, est une *entité anatomo-pathologique caractéristique*. C'est une affection bien spéciale et qui ne doit être confondue avec aucune autre quand une fois on a appris à la connaître ; en particulier on ne peut la confondre avec le kyste hydatique commun, même multiple.

Elle se présente sous la forme d'une tumeur qui remplace en un point le tissu hépatique normal. Cette tumeur siège ordinairement dans le lobe droit, néanmoins on l'a observée dans le lobe gauche un certain nombre de fois (Elenevsky 2 cas, Ducellier, Virchow, Ott). Un lobe peut être envahi en entier ; on voit des cas où l'un des deux lobes et une partie de l'autre sont pris et en même temps le lobe carré et le lobe de Spigel (cas Haffter, cas 60 Melnikow, cas Mollard et Favre). Melnikow donne un pourcentage : lobe droit, 76 p. 100 ; lobe gauche, 15,5 p. 100 ; les deux lobes, 8,5 p. 100 ; lobe de Spigel, 5,6 p. 100 ; lobe carré, 8,5 p. 100.

Le *volume* varie : il atteint une noisette, une noix, un petit œuf de poule chez certains malades morts d'une affection intercurrente, comme deux malades de Brandt morts, l'un de tuberculose pulmonaire et intestinale, où le noyau alvéolaire du foie était comme une noix ; l'autre de pneumonie à soixante ans, où le noyau, dans le lobe droit, avait 2 cm. 5 de diamètre ; comme le cas 34 Melnikow, où la malade était morte d'infection puerpérale, le cas 75 Melnikow, où

la mort était due à un cancer de l'œsophage, un cas
Abée avec cancer de l'estomac, où la tumeur avait
5 centimètres sur 3. Dans le cas Winogradow, il y
avait un noyau comme une noix dans le foie d'un
tuberculeux ; de même dans le cas 18 de Posselt (1897) ;
enfin, dans le cas 9 de Posselt (1897), il y avait plusieurs petits noyaux comme une cerise dans le foie
d'une femme morte de fibrosarcomatose cutanée. Mais,
en général, la tumeur atteint le volume du poing ; elle
a souvent 10 à 12 centimètres de diamètre ; elle peut
atteindre le volume d'une tête de fœtus, d'enfant
(Morin) ou d'adulte. Le poids du foie peut être considérable : 12 kilogrammes (Griesinger), 11 kilogrammes
(Reiniger, Mangold), 9 kg. 500 (Scheuthauer), 6 kg. 100
(cas 30 Melnikow), 5 kg. 600 (cas Haffter, cas 29
Romanow-Melnikow. Dans notre cas, le foie pesait
3.500 grammes.

Extérieurement, parfois on ne voit rien d'anormal,
mais presque toujours le parasite s'arrête d'abord dans
les grands capillaires, sous la capsule de Glisson ; *la
surface péritonéale est atteinte* et on observe de petits
soulèvements nacrés sur le péritoine, qui ressemblent à
des grains de millet ou à de fines perles, réunis en
nodules, en rosaces ou en cordons, parfois glacés,
comme cartilagineux. A la coupe, on trouve l'aspect
alvéolaire caractéristique, très net sur les pièces fixées
dans le formol. On a comparé la coupe à une *tranche
de pain bis*, de pain de seigle ; on a parlé de *bois vermoulu*, d'éponge grossière, de rayon de miel.

Dans la tumeur elle-même, on distingue des alvéoles
et un stroma intermédiaire.

Stroma. — Il est vitreux, amorphe, grisâtre ou jaune sale, verdâtre et jaunâtre par endroits. Ce stroma est dur à la coupe, criant sous le couteau ; parfois il est très dur, calcifié. Dans certains cas, il a un aspect feutré, fibroïde.

Alvéoles. — Le stroma est, dans de nombreux points, criblé d'alvéoles. *Leur grosseur ne dépasse pas un petit pois.* La plupart sont comme un grain de millet ou un grain de chènevis ; à la coupe, on en découvre encore de plus petits. Le contenu des alvéoles est grisâtre, parfois à reflets bleuâtres ; il est gélatineux, colloïde ; *il y a peu ou pas de liquide hydatique eau de roche ;* la masse gélatineuse est parfois très adhérente ou bien se laisse enlever du tissu amorphe en laissant un trou net, tantôt rond, tantôt ovale, tantôt avec des diverticules. Ces sortes de bouchons colloïdes ne flottent pas dans l'eau comme les membranes hydatiques ordinaires. A la loupe, on voit qu'ils sont formés de vésicules de chitine plissées, chiffonnées. On peut y trouver des scolex à la loupe sous forme de points noirs. *Il n'y a pas de vésicules filles.* Les alvéoles les plus grands se voient, en général, du côté du centre. Parfois, les plus grands alvéoles n'ont que quelques millimètres (Béha).

Suivant la plus ou moins grande abondance du tissu intermédiaire par rapport aux alvéoles, on distingue :

1° Le *type caséeux,* où les alvéoles sont très petits et peu nombreux relativement ;

2° Le *type alvéolaire,* où les alvéoles vont jusqu'à un pois et se touchent presque par endroits ;

3° Le *type mixte*, où les deux formations sont à peu près également développées; notre cas appartient plutôt au type caséeux.

A ce point de vue, on peut comparer la tumeur alvéolaire au fromage de gruyère ayant plus ou moins de « trous ». Melnikow dit qu'il y a 47 pour 100 de type alvéolaire, 21 pour 100 de type caséeux et 27 pour 100 de type mixte.

Bord. — La limite de la tumeur du côté du foie sain est, en général, festonnée; on peut voir partir de cette limite des travées en chapelet, plus ou moins larges, que Virchow décrivait comme des traînées de lymphatiques envahis.

Cavité centrale. — La plupart du temps, il y a, au centre de la tumeur, une cavité de nécrose qui ne doit pas être confondue avec un kyste uniloculaire. Elle existe 45 fois sur 100 d'après Melnikow; sur 6 cas d'Elenevsky, on l'observe 3 fois. Il peut y en avoir plusieurs (Morin). Les parois sont crevassées, rugueuses, bosselées, font saillie dans l'intérieur en forme de cônes ou de boutons, comme des cotylédons, dit Jenckel. On a, par endroits, un aspect caverneux, avec des ponts de substance comparables aux piliers de second ordre des cavités cardiaques. Il n'y a, en tout cas, pas de membrane conjonctive à la surface de la cavité, mais des détritus informes. On peut observer une cavité centrale semblable avec des diverticules plus ou moins isolés quand un kyste uniloculaire a été vidé des vésicules filles et s'est en partie cicatrisé (cf. le cas Leflaive).

Le contenu de la cavité est variable. Son volume

peut être considérable, atteindre 6 à 7 litres (cas 8 Posselt 1897), cas Griesinger, alors que le foie pesait 4.200 grammes; on signale aussi 4 litres 1/2 (von Hacker), 4 litres (Œrtel-Horst). Mais, en général, la cavité contient 300 à 400 grammes, rarement 500 à 1.000 grammes, exceptionnellement quelques grammes (Carrière). *Le liquide n'est jamais eau de roche;* il est, en général, brun, jaunâtre, non visqueux; d'autres fois, il est trouble, jaune sale, parfois même il est purulent (Ducellier, Posselt cas 17; Melnikow, cas 1 et 6, Bobrow); et on opère après ponction pour abcès du foie (Brunner) ou on diagnostique après ponction un pyopneumothorax (Dematteis). *Le liquide ne contient, pour ainsi dire, jamais des crochets* (Posselt, Prougeansky en ont trouvé); on trouve dans le culot de centrifugation des débris de chitine, des cristaux d'acides gras, des corpuscules calcaires, des leucocytes et des cristaux bruns ou rouge brique, dont la nature est discutée. La plupart des auteurs en font des cristaux d'hématoïdine (Posselt), d'origine sanguine; Ducellier dit hématine; Prévost, confirmé par Jenckel, en fait des cristaux de bilirubine d'après l'analyse chimique. Ces cristaux sont parfois très abondants et recouvrent les parois de la cavité centrale de plaques rouge cinabre, dit Ducellier. Cette coloration est parfois caractéristique, puisque Jenckel (1907) emploie le même mot de rouge cinabre, sans paraître connaître Ducellier.

La cavité de nécrose peut parfois arriver jusqu'à la *veine cave inférieure et celle-ci se perforer* (cas 8 de Posselt) (1897). Elle peut aussi arriver jusqu'au péritoine *et se rompre dans la cavité abdominale* : tel est le cas Zinn (1899). Le diagnostic clinique était : péritonite tuberculeuse(?) et tumeur abdominale(?). Une ponction donna 11 litres de liquide d'ascite. A l'autopsie : échinocoque multiloculaire du foie avec formation d'une cavité ulcéreuse énorme (3o centimètres de diamètre) et perforation de celle-ci dans la cavité abdominale. Péritonite par perforation. On trouve un autre cas dans Melnikow, cas 20 Kolly-Melnikow avec le diagnostic anatomique : échinocoque alvéolaire du foie perforé dans la cavité péritonéale. Péritonite purulente diffuse.

Tissu hépatique non envahi. — On y trouve parfois un état gras, de l'hypertrophie compensatrice (Dürig) mais pas de cirrhose visible à l'œil nu. On en trouve parfois au microscope.

On peut rencontrer dans le foie des noyaux alvéolaires isolés de la tumeur principale, du volume d'une noix ou d'un pois ; ils étaient très nets dans les cas de Morin, Ducellier et cas 6 d'Elenevsky.

ORGANES VOISINS DU FOIE. — PÉRITOINE, DIAPHRAGME. — Autour du foie, on trouve presque toujours des adhérences sous-hépatiques avec l'estomac et le gros intestin. Dans ces adhérences et dans le ligament hépatoduodénal, on peut trouver de petites vésicules de chitine comme un grain de mil. Le diaphragme est presque toujours très adhérent au foie ; dans certains cas, il est adhérent aussi au poumon et le tout forme un bloc unique. Dans le diaphragme, on trouve parfois entre les fibres musculaires de toutes petites vésicules. Dans d'autres cas (Elenevsky) le diaphragme contient une volumineuse tumeur avec cavité centrale de ramollissement.

On a signalé (Lubimow) un envahissement du cœur par propagation à travers le diaphragme.

Sur le péritoine intestinal, on trouve rarement des petites vésicules comme un grain de mil. Parfois, elles sont disséminées jusque sur l'utérus et peuvent simuler une tuberculose ou une carcinose du péritoine.

Voies biliaires. — La vésicule peut être envahie par propagation (Morin, Huber). On peut voir la cavité pleine d'un tissu alvéolaire et les parois de la vésicule infiltrées de petits alvéoles. On peut voir aussi des vésicules dans les gros canaux biliaires, à l'intérieur et dans les parois (Morin, Friedreich). Dans le cas de Friedreich il y avait des vésicules dans l'hépatique et dans le cholédoque jusque dans le duodénum.

Veine cave inférieure. — On trouve souvent la veine cave comprimée par la tumeur, ce qui explique les œdèmes. Dans le cas Jenckel 1907, elle est réduite à un très petit canal sur une longueur de plusieurs centimètres. Il peut y avoir un thrombus allant jusqu'aux veines sus-hépatiques (Jenckel). De plus, souvent, les parois sont envahies par les vésicules bombant la paroi interne, du côté de la lumière, formant parfois comme des battants de cloche et, dans ce cas, les vésicules peuvent se détacher (Féréol, Posselt, Schwarz, Komarow, Sabolotnow). Lubimow vit une bosselure de la tumeur dans la veine cave, qui allait jusque dans le cœur droit.

Artère hépatique. — Est envahie quelquefois.

Veine porte. — Est envahie dans la plupart des cas ou du moins une des branches principales.

Ganglions. — On trouve fréquemment, comme dans notre cas, des grappes de vésicules dans les ganglions du hile du foie et autour du cholédoque, ce qui explique dans certains cas l'ictère précoce. Dans notre cas, les voies biliaires étaient perméables malgré d'assez gros paquets sur leur trajet et il n'y avait pas d'ictère. Le volume des ganglions peut aller jusqu'à un œuf de poule.

On a signalé quelquefois l'envahissement des ganglions du médiastin (Morin) ou du mésentère (Elenevsky).

Dans les ganglions, il y a moins de caséification, on a la structure alvéolaire. C'est là qu'on peut voir des scolex à la loupe (Morin, Melnikow). Il faut choisir les ganglions pour les expériences d'ingestion.

Cerveau. — On trouve soit des noyaux primitifs (Bider-Roth), soit des métastases (les autres cas). La grosseur varie : œuf de poule dans le cas Bider-Roth, noisette dans le cas Lukin, dix tumeurs variant d'un pois à une noisette dans le cas Hauser. Le siège est variable : lobes occipitaux (Elenevsky), lobe frontal droit (Bider-Roth), trois métastases dans l'hémisphère droit, gyrus præcentralis, corps calleux, convexité (Koshin-Melnikow) lobule paracentral gauche et près du ventricule latéral gauche (Lukin).

La structure est analogue à celle du foie, pourtant les bords sont moins festonnés, les vésicules sont quelquefois plus serrées. Béha dit que le type alvéolaire se voit dans les tumeurs primitives, le type caséeux dans les noyaux métastatiques.

Elenevsky trouva plusieurs noyaux métastatiques dans le cerveau dont un avait un kyste du volume d'une noix, rempli d'un liquide eau de roche. L'examen microscopique montra de la caséification et permit d'admettre que le kyste provenait de la confluence de plusieurs petits kystes.

Poumons. — On trouve deux sortes de lésions : tout d'abord l'envahissement à travers le diaphragme de la base droite ou gauche suivant le lobe du foie atteint. On trouve des adhérences pleurales, de petites vésicules dans un poumon atélectasié. On peut observer de la pleurésie purulente (cas 6 Melnikow). En second lieu, on trouve des noyaux isolés dans des points quelconques des deux poumons, en général près des bords. Ces noyaux peuvent être primitifs comme dans le cas Hauser, mais en général ils sont secondaires. Leur volume varie d'un œuf de poule à une noix, une amande, une noisette, un pois et même un grain de chénevis, comme dans un cas de Morin. Dans ces conditions, on est exposé à confondre ces noyaux de généralisation avec la tuberculose pulmonaire granulique. Ils sont pourtant de consistance plus crayeuse (Morin). Dans les noyaux volumineux on peut avoir une cavité de ramollissement centrale et, si c'est à un sommet, on croira à une caverne tuberculeuse. Il faudra donc pratiquer l'examen histologique des noyaux douteux.

COEXISTENCE DE LA TUBERCULOSE
ET DE L'ECHINOCOCCOSE ALVÉOLAIRE

Nous croyons le moment venu de discuter cette question. Pour l'échinocoque hydatique, on admet qu'il n'y a pas d'antagonisme (Bouyer, thèse de Paris, 1899). La coexistence est actuellement admise pour l'échinocoque alvéolaire (Hoffe-Seyler, Posselt, Melnikow, Cäsar, Elenevsky). Posselt (1900) et Weber disent que la coexistence est très rare, 4,6 pour 100. Nous avons noté de nombreux cas de coexistence : dans le cas Maichand et Adam, il y avait de la tuberculose pulmonaire et des follicules tuberculeux dans le foie ; ces follicules étaient vus au microscope fort près de la tumeur alvéolaire et on peut se demander s'ils ne faisaient pas partie du tissu de granulation du parasite envahissant le foie. Dans le cas 6 d'Elenevsky, il y avait des tubercules miliaires dans le foie. à centre caséeux avec cellules épithélioïdes et cellules géantes.

Posselt (1897) rapporte 3 cas : cas 7 : tuberculose pulmonaire du poumon gauche, noyau caséeux comme un œuf de pigeon et noyaux plus petits, infiltration tuberculeuse à la base du lobe supérieur ; cas 18 : mort par tuberculose pulmonaire chronique, infiltration tuberculeuse et cavernes des deux poumons, ulcérations iléo-cœcales ; cas 17 : tuberculose conglomérée des poumons et des ganglions abdominaux, tuberculose miliaire du péritoine et du péricarde.

Melnikow, sur 16 cas russes, dont l'observation est complète, a trouvé la tuberculose 6 fois, 37 pour 100 : cas 3 Komarow-Melnikow : tuberculose pulmonaire, broncho-pneumonie caséeuse et tuberculose miliaire du lobe supérieur droit et du lobe inférieur gauche, tuberculose miliaire du foie et des reins, examen microscopique ; cas 4 Kedrowsky-Melnikow : tuberculose pulmonaire vérifiée au miroscope ; cas 16 Diakonow-Melnikow, mort par tuberculose pulmonaire chronique et aiguë, bacilles dans les crachats ; cas 22 Rachmaninow-Melnikow, bacilles dans les crachats, hemoptysies, tuberculose chronique du poumon, de la rate, aigüe de rein, ulcéreuse de l'intestin ; cas 29 Romanow : tuberculose miliaire du péritoine (?) ; cas 30 Romanow : caverne du sommet et tuberculose miliaire.

Brandt, de Kasan, signale un cas où il y avait une tuberculose avec caverne du sommet droit et pneumonie caséeuse, et ulcérations intestinales. Winogradow, de Kasan, rapporte deux cas, l'un avec tuberculose pulmonaire, méningée et génitale, l'autre avec tuberculose pulmonaire et intestinale.

Certains cas, pour être décrits comme certains, doivent avoir un examen microscopique. On devrait même, comme le demande Cäsar, rechercher les bacilles dans les cas douteux.

Nous ferons remarquer qu'il n'y a pas davantage antagonisme avec le cancer : dans un cas d'Abée, il y avait un cancer de l'estomac avec ganglions ; dans le cas 75 de Melnikow, il y avait cancer de l'œsophage.

Pour terminer nous ne pouvons mieux nous résumer qu'en citant Dévé (1903) :

« 1° L'échinococcose alvéolaire vraie se présente avec des *caractères objectifs élémentaires* absolument particuliers, qui permettent, à eux seuls, de séparer cette forme des autres formes échinococciques multi-loculaires : innombrables, irrégulières et *minuscules petites cavités*, creusées dans un tissu dense, fibroïde (aspect de bois vermoulu, d'éponge fine, de pain bis) ; pas de cavités vésiculaires dépassant les dimensions d'un pois, partant, pour ainsi dire *pas de liquide hydatique ; jamais de vésicules filles* macroscopiques. La néoplasie se montre *identique à elle-même dans tous ses points*, réserve faite pour les zones nécrosées ; *nulle part on ne surprend une transformation de l'échinococcose alvéolaire en échinococcose hydatique.*

« 2° *L'évolution de la lésion* est non moins spéciale : tendance à la nécrose centrale de la masse parasitaire ; envahissement périphérique progressif ; absence de limitation, d'enkystement. *L'infiltration* spécifique dans les tissus ambiants sains, soit de proche en proche, soit par fusées à distance, par traînées rameuses, suivant les espaces conjonctivo-lymphatiques et vasculaires, est surtout caractéristique : l'échinococcose alvéolaire se comporte comme une néoplasie *maligne*.

« 3° La lésion *primitive* garde ses caractères objectifs constants *quel que soit l'organe-hôte*, quelles que soient la structure et la consistance du tissu envahi (foie, poumon, cerveau).

« 4° *Les noyaux secondaires*, métastatiques (ganglions, diaphragme, poumon, cerveau, rein, etc.), *reproduisent les caractères spécifiques de la tumeur primitive.* Jamais ils ne donnent naissance à la forme vésiculaire, hydatique, commune — pas plus d'ailleurs que celle-ci, dans ses localisations secondaires, ne se transforme en échinococcose alvéolaire véritable — contrairement à ce qu'on a pu soutenir. »

B. — EXAMEN HISTOLOGIQUE

Technique. — Melnikow a pratiqué des examens très nombreux, il a fait de très nombreuses coupes dans 85 cas, et dans certains cas il a fait des coupes sériées, jusqu'à 5oo coupes dans un cas. Les pièces étaient fixées à l'alcool ou au formol. Les coupes étaient colorées la plupart à l'hématoxyline alunée éosine, quelques-unes au Weigert ou au van Gieson.

Elenevsky a fait des colorations plus variées encore pour chercher à différencier les détails ; les fragments étaient fixés au Müller, à l'alcool, au formol. Les coupes faites à la celloïdine ou à la paraffine étaient colorées à l'hématoxyline éosine, quelques-unes au Weigert ou au van Giseon, d'autres à l'hélianthine, à la thionine aqueuse éosine, au picrocarmin, à l'orcéine, au bleu d'Unna, au bleu de méthylène de Laveran éosine, au noir d'aniline, à la safranine, au neutralroth. Enfin les microbes furent recherchés par les méthodes de Gram et de Ziehl.

La chitine se colore électivement avec la thionine en noir ou violet noir.

Analyse microscopique. — Les coupes sont caractéristiques, il n'y a pas moyen de se tromper. On ne peut penser au cancer car il n'y a pas de cellules épithéliales. Nous prendrons comme type la tumeur du foie. On doit examiner : 1° le bord de la cavité centrale ; 2° les parois de la cavité ; 3° le tissu hépatique non envahi ; 4° la zone d'envahissement.

1° *Bord de la cavité.* — On ne peut y distinguer une membrane conjonctive.

2° *Parois de la cavité.* — On ne trouve pas trace de cellules hépatiques. On trouve des vésicules de chitine dans un tissu amorphe. Les lamelles de chitine qui les limitent sont rarement appliquées contre le stroma suivant une ligne circulaire ; en général elles sont en pelotons, plissées, chiffonnées. On trouve la plupart des vésicules stériles sans formes de reproduction, mais en certains points elles sont fertiles, contiennent des scolex et des embryons ovoïdes.

Le tissu amorphe contient très peu de cellules, on y distingue encore quelques fibres élastiques.

3° *Tissu hépatique non envahi.* — On trouve souvent le tissu absolument normal, parfois il y a un peu de dégénérescence graisseuse, il y a de la pigmentation quand il y a ictère et on voit parfois un peu de cirrhose atrophique (Jenckel). Dans certains cas on a trouvé des lésions tuberculeuses dans le foie.

4° *Zone d'envahissement.* — Il ne faut pas manquer de l'examiner. C'est là qu'on prend sur le vif les processus de prolifération du parasite et les réactions de défense du tissu hépatique. On a un véritable tissu de granulation.

Dans l'ensemble de toutes les coupes, on trouve :

I. — Du côté du parasite :

1° Les vésicules et les pelotons de chitine ;

2° Le protoplasma germinatif ;

3° Les scolex et crochets ;

4° Les embryons ovoïdes ;

5° Les boules de chitine et corpuscules calcaires ;

6° Les formes jeunes de Melnikow et les pseudo-gigantoblastes.

II. — Du côté du tissu hépatique envahi :

1° Le tissu de nécrose ;

2" Les granulômes ;

3° Les cellules géantes ;

4° L'état des vaisseaux sanguins et lymphatiques ;

5° L'état des canaux biliaires.

Nous suivrons la description de Melnikow. Nous nous efforcerons de décrire ce que les auteurs ou nous-même avons vu, réservant les interprétations au chapitre de parasitologie.

I. — Description des formes du parasite.

1° Vésicules et pelotons de chitine. — Les vésicules sont contenues dans le tissu de nécrose ; elles sont formées de lamelles concentriques qui se colorent en rose par le picrocarmin, en rouge par le van Gieson, en violet noir par la thionine, en bleu foncé par l'hématéine. Il est rare de voir des vésicules bien gonflées par un contenu granuleux ; en général elles sont plissées, chiffonnées, on en trouve en 8, en rosace. Elles remplissent la cavité, sont adhérentes par places aux parois. Ordinairement isolées, on les voit parfois envoyer des prolongements dans le tissu de nécrose. Melnikow en donne une figure typique sur une coupe de cerveau. Quelques auteurs ont admis que l'échino-coque alvéolaire se développait comme le cysticerque racémeux par des prolongements étranglés de loin en loin.

Les pelotons de chitine « Chitinknaüel » remplissent toute la cavité et ne laissent qu'une lumière vésiculaire très petite. Quelques auteurs disent qu'ils prolifèrent en donnant des vésicules secondaires dans la cavité alvéolaire.

2° Protoplasma germinatif. — Les anciens auteurs décrivaient à côté des lamelles de chitine un contenu granuleux. Melnikow dit que c'est du protoplasma germinatif; c'est lui qui, par différenciation, donne les scolex, les embryons ovoïdes et les formes jeunes. Dans la plupart des vésicules il reste stérile. La grosse question est de savoir *si ce protoplasma granuleux existe aussi bien à l'extérieur qu'à l'intérieur des vésicules de chitine.* Le trouve-t-on entre les vésicules et le tissu de nécrose ? Se pousse-t-il au milieu du tissu de granulation et même loin dans le tissu hépatique en apparence sain? C'est ce qu'il est difficile d'établir. Melnikow l'admet. Jenckel l'admet aussi et il dit même que la couche germinative externe existe même dans le kyste hydatique ordinaire. Elenevsky n'a pas pu différencier une couche de substance embryonnaire à la face externe de la membrane cuticulaire. Il est d'avis que la substance embryonnaire manque à la face externe des vésicules alvéolaires comme des vésicules hydatiques. Dévé, par la méthode de Brandt (gomme iodée colorant en brun le glycogène, indice d'activité reproductrice du proto-plasma), *n'a pu constater la membrane granuleuse externe. Nous-mêmes n'avons pu la découvrir.* Ce que nous avons vu autour des vésicules, dans la zone d'envahissement, c'est une couche plus violette par l'hématéine que le tissu de nécrose situé plus loin de la vésicule et dû à la dégénérescence des cellules inflammatoires qui s'étaient précipitées à l'assaut des vésicules fertiles. Cette couche avec substance nucléaire dégénérée manquait autour des vésicules stériles.

C'est dans le protoplasma granuleux que l'on trouve une série de figures difficiles à interpréter :

Des figures ovales avec une membrane limitante fine ou épaisse : embryons ovoïdes ;

Des masses de protoplasma granuleux contenant ou non des noyaux et des vacuoles, sans membrane ou avec cuticule très fine : formes jeunes de Melnikow, Knospenformige Sprösslinge d'Elenevsky ;

Des masses rondes formées de couches stratifiées : boules de chitine ou corpuscules calcaires ;

Scolex sains ou dégénérés avec crochets.

3° SCOLEX ET CROCHETS. — Ils manquent dans certaines observations ; c'est qu'il faut examiner de nombreux points de la tumeur pour arriver à les découvrir. Jenckel, Prévost, Weber n'en ont pas trouvé. Dévé, sur 6 tumeurs dont il a examiné des fragments, a trouvé 5 fois des scolex ou des crochets. Melnikow en a trouvé 25 fois sur 76 cas, soit 35 pour 100. Les scolex sont parfois très nombreux ; Melnikow en a vu 100 dans une coupe du cas 52, 17 à 20 dans le cas 69. Parfois plusieurs scolex sont contenus dans une capsule mère (Melnikow).

Melnikow décrit trois sortes de crochets :

1° Des scolex morts ;

2° Des scolex sains, vigoureux, fertiles ;

3° Des scolex jeunes.

La différenciation est importante pour savoir quelles sont les parties de la tumeur qu'il faudra faire ingérer pour les expériences.

Tandis que les *scolex fertiles* sont arrondis, présentent des couronnes de crochets, laissent distinguer une ou plusieurs ventouses, en tout cas ont des noyaux bien colorables, disséminés dans leur tissu, ont de o mm. 2 sur o,o68 à o,15 sur o,12, les *scolex morts* sont ratatinés, irréguliers, renferment des vacuoles, montrent des crochets libres et n'ont plus de noyaux distincts, **m**ais forment une masse mal colorable. Ils mesurent o,136 sur o,o68. Les *scolex jeunes* à protoplasma finement granuleux se distinguent d'autres formations par leurs ventouses. Ils ont o,o68 ou o,o85 sur o,15 à o,17.

Dans l'*intérieur des scolex* on voit des formations ovales composées d'un protoplasma avec un noyau dans une membrane mince, mais très visible, qui paraissent être des *embryons ovoïdes jeunes*. Ces corps ovales nous permettent de reconnaître comme coupes de bases de scolex certaines formations assez grandes, entourées d'une membrane peu dense, mais sans crochets ni ventouses.

Quant aux *crochets des scolex d'échinocoques*, voici ce que dit Posselt : « Le crochet du cystique est plus trapu, plus petit et plus fortement recourbé, tandis que celui de l'alvéolaire est plus fin, plus mince, un peu plus long et très peu courbé. Il y a aussi une différence dans la longueur de l'apophyse basale. Tandis que dans le cystique l'apophyse n'est qu'ébauchée, dans l'alvéolaire elle est longue et mince. Le rapport à la longueur totale est de $1/2,7$ dans l'alvéolaire, alors qu'il est de $1/4,6$ dans l'hydatique. Ceci est une moyenne. » Nous sommes de l'avis de Posselt au point de vue de la comparaison des crochets : les crochets de l'alvéolaire sont grêles et longs.

Melnikow dit qu'il y a 28 à 30 crochets par scolex ; ils ont de 0 mm. 023 à 0,034. Il admet des formes très variées et ne peut s'expliquer l'opinion de Bider et de Posselt qui disent que les crochets sont caractéristiques soit dans l'hydatique, soit dans l'alvéolaire.

Dévé, sur 3 pièces différentes, a trouvé 28 à 34 crochets par scolex d'échinocoque, alors que dans l'hydatique il y en a 36 à 38. Il ajoute que Sabolotnow a pu compter 38 crochets et Posselt 38 et même 42. Il est de l'avis de Posselt pour la forme des crochets.

4° EMBRYONS OVOÏDES. — Ce sont des formations ovales auxquelles Melnikow accorde des dimensions très variables : 0,023 sur 0,067, 0,085 sur 0,034, 0,017 sur 0,034, etc. Il y en a de 15 à 60 par peloton de chitine. Ils sont formés d'un protoplasma légèrement granuleux et ont une membrane d'enveloppe qui les limite nettement. On les trouve dans le protoplasma granuleux à l'intérieur ou à l'extérieur des lamelles de chitine, d'après Melnikow. Nous ne les avons trouvés qu'à l'intérieur. Ils ont un noyau assez volumineux, parfois plusieurs petits noyaux. Ils meurent en grand nombre et, dans leurs stades régressifs, la membrane s'épaissit, le protoplasma diminue et ils se transforment en boules de chitine. Ils produiraient peu d'irritation dans les tissus. Certaines formes plus grosses, décrites comme embryons ovoïde s, nous ont paru être la coupe de la base de scolex jeunes ou adultes, car on y trouve souvent un fragment de crochet ou un coin de ventouse et à l'intérieur des embryons ovoïdes jeunes à membrane mince.

Pour Posselt (1906), les embryons ovoïdes seraient des scolex très jeunes ou des scolex morts et dégénérés ; Jenckel (1907) ne les a pas trouvés, il a vu des formes ovales plus grandes dont il fait des scolex morts ou des masses d'albumine coagulée. Elenevsky les regarde comme des productions en dégénérescence. Priesack dit qu'ils sont en petit nombre.

Pour notre part, *nous avons trouvé des embryons ovoïdes dans toutes les vésicules où il y avait des scolex*. Quand le scolex manquait, c'était qu'il n'avait pas été intéressé par la coupe. Dans le protoplasma interne des vésicules, les embryons ovoïdes ont une membrane plus ou moins épaisse et nous croyons qu'ils aboutissent aux boules de chitine. Mais nous pensons que certains sont *des formes de résistance*, des sortes de sporokystes. Nous avons vu des scolex dont le protoplasma basal, plein d'embryons ovoïdes jeunes, se continuait avec le protoplasma qui borde la face interne des vésicules et contient les embryons ovoïdes plus vieux. Il ne faut pas confondre les embryons ovoïdes jeunes des scolex avec les petits grains foncés que l'on voit dans les scolex et qui sont sans doute les noyaux du protoplasma des scolex.

5° BOULES DE CHITINE ET CORPUSCULES CALCAIRES. — Ce sont des formations qui n'ont plus de protoplasma, formées de couches concentriques et dont certaines rappellent de petits calculs. Morin les décrivait comme étant des corpuscules calcaires ; Posselt donne un dessin où il y en a de très nets. Melnikow rejette le terme de corpuscules calcaires (Kalkkörperchen) et dit boules de chitine (Chitikugeln). Elles viennent de la dégénérescence des embryons ovoïdes. On leur voit parfois un noyau ; elles mesurent 0,017 sur 0,034 ou 0,051. Sans doute, il y a des processus de calcification, mais nous croyons que la dureté de certaines régions ne vient pas uniquement de la calcification ; la preuve, c'est que des fragments restent durs après séjour prolongé dans l'acide picrique. C'est la chitine qui les rend durs.

Nous pensons que certaines formations figurées comme boules de chitine par Melnikow ne sont que des substances albuminoïdes coagulées par les fixateurs.

6° FORMES JEUNES DE MELNIKOW, « JUGENDFORMEN ». — Melnikow les décrit le premier dans la zone d'envahissement. Leur existence a été très discutée et ceux qui les admettent ne s'entendent pas sur leur signification. Melnikow en figure un grand nombre. Tout d'abord, elles n'ont *pas de membrane d'enveloppe ;* ce sont des masses de protoplasma granuleux qui proviennent de la condensation du protoplasma germinatif. Tantôt elles sont arrondies, tantôt ovales, avec ou sans noyaux, avec ou sans vacuoles.

Très souvent, leur bord n'est pas régulier, mais elles présentent des bourgeons, sortes de pseudopodes, si bien que Melnikow leur attribue des *mouvements amœboïdes.* Elles mesurent en moyenne 0,034.

D'autres « Jugendformen » sont plus volumineuses,

atteignent o,114 à o,153 de long sur o,085 de large. Leur limite n'est pas régulière, elles n'ont pas de membrane ou seulement une cuticule très mince, parfois une véritable membrane, et elles contiennent des vacuoles et des noyaux. L'origine de ces noyaux est discutée : Melnikow dit qu'ils viennent des cellules du tissu envahi, que le jeune parasite est en train de détruire (offensive du parasite); ou bien ce seraient des lymphocytes qui auraient pénétré dans la forme jeune pour la phagociter (défensive du tissu). C'est la même chose. Le tout est de savoir comment la lutte va se terminer. Et on voit tout de suite combien *il est difficile de distinguer cette forme jeune parasitaire (pseudogigantoblaste), des cellules géantes atypiques* que nous verrons tout à l'heure et qui seraient une différenciation non du parasite, mais du tissu envahi et seraient chargées de détruire formes parasitaires et lamelles de chitine.

Il y a un combat, les deux armées ont un uniforme à peu près identique et nous ne connaissons pas le signe qui permet de différencier le parti de l'attaque de celui de la défense.

Jenckel dit que les pseudogigantoblastes sont des cellules géantes parce qu'on trouve des formes de transition entre les deux. Cäsar ne peut différencier les deux formations. Du reste, dans les figures que donne Melnikow, il est difficile de faire la différence.

Ces formes jeunes, Melnikow les décrit jusque dans le tissu hépatique sain, assez loin de la zone d'envahissement. Jenckel, sans employer le mot de Jugendformen, décrit des filaments protoplasmiques sans cuticule se poussant loin dans le tissu de l'hôte, comme des tentacules (Fangarmen). Ils ont un protoplasma granuleux qui s'éclaircit ensuite et s'entoure d'une membrane, en même temps que le tissu voisin réagit.

Béha confirme les recherches de Melnikow et le contredit uniquement sur la présence de formes jeunes à l'intérieur du tissu hépatique.

Dévé, dans ses premiers examens, n'avait pu trouver de formes jeunes ; Ziegler lui envoya une préparation où il put en voir et depuis il en a retrouvé sur plusieurs de ses coupes. Son interprétation diffère de celle de Melnikow : « Nous pensons, dit-il, que les formations en question sont constituées par des *prolongements* nus *du protoplasma germinatif* des vésicules échinococciques alvéolaires dont elles possèdent l'aspect délicatement réticulé et la structure plasmodiale, parsemée de petites granulations faiblement colorables. Ces sortes de *racines traçantes* du plasmodium parasitaire sont douées d'une vitalité et d'une activité toxique extrêmes, et elles plongent plus ou moins loin dans le parenchyme-hôte, en suivant les fentes vasculaires sanguines et lymphatiques La *cuticularisation de ces prolongements n'apparaît que secondairement*, dessinant alors les innombrables petites cavités vésiculaires, ramifiées et capricieuses. Cette propriété que possède le plasmodium échinococcique alvéolaire, élément noble du parasite vésiculaire, de pousser des prolongements pénétrants, à la fois souples et déliés, sans que se produisent, immédiatement et parallèlement, à leur niveau, l'élaboration hydatique et la cuticularisation du protoplasma explique et caractérise, selon nous, la structure et l'évolution si particulière de la lésion alvéolaire. »

Elenevsky décrit ces formes jeunes et en donne des figures analogues à celles de Melnikow, avec des bourgeons et des noyaux multiples. Il leur refuse le nom de Jugendformen, ne voulant rien préjuger de leur nature et il les appelle : « jeunes rejetons en forme de bourgeons, junge Knospenförmige sprösslinge », qui ont une membrane cuticulaire extrêmement mince et délicate. Mais Elenevsky n'a pu retrouver les pseudo-gigantoblastes, et il n'a pas vu de formes jeunes dans le tissu hépatiqne sain.

Nous-même, n'avons vu qu'une formation dans une vésicule qui nous a paru être une forme jeune envahie par des leucocytes.

II. — Réactions du tissu envahi.

On admet que le parasite sécrète des toxines qui déterminent une vive inflammation du tissu en contact avec lui. Cette inflammation se traduit par un tissu de granulation analogue au tissu inflammatoire du processus tuberculeux ou syphilitique. Puis à ce stade d'inflammation qui s'accompagne d'artérite, succède un stade de mort, de nécrose de coagulation.

1° TISSU DE NÉCROSE. — Il est amorphe, prend très mal les colorants, il est dense, serré, on y aperçoit de rares taches violettes, colorées par l'hématéine, ou roses au picrocarmin, qui représentent le reste des cellules détruites.

On y trouve encore quelques fibres élastiques, par

la méthode de Weigert et quelques cellules cylindriques, restes des canalicules biliaires.

2° GRANULOMES. — Melnikow-Raswedenkow donne de belles figures de la zone d'envahissement où l'on voit des granulômes comme de petits tubercules, isolés ou réunis par groupes de deux ou trois dans un tissu inflammatoire infiltré de petites cellules rondes. Chaque granulôme contient en général à son centre une formation que Melnikow dit être une forme jeune ou un embryon ovoïde. Quand il y a plusieurs noyaux, on peut croire à une cellule géante. Autour, il y a de véritables cellules épithélioïdes, puis des cellules rondes. On peut trouver des leucocytes polynucléaires. On y a cherché des éosinophiles (éosinophilie locale Dévé, *Société de Biologie*, 1er juillet 1905). Jenckel n'en a pas trouvé, nous non plus. Dévé, sur six cas d'échinococcose alvéolaire qu'il a examinés au microscope. a trouvé l'éosinophilie locale, très nette dans un cas seulement. Elle existe dans le kyste hydatique ordinaire.

CELLULES GÉANTES. — On en trouve soit sur la bordure inflammatoire de la zone d'envahissement, entourées de cellules épithélioïdes, soit autour des vésicules de chitine parmi les cellules fusiformes disposées en rayons, perpendiculairement à la membrane de chitine. Elles ont tantôt l'aspect habituel avec un centre amorphe et une *couronne* de noyaux, tantôt et plus souvent ce sont de véritables macrophages, gigantoblastes avec noyaux disséminés partout, qu'il est difficile de différencier des pseudogigantoblastes de Melnikow.

Quelquefois c'est la situation et l'action des cellules géantes qui les différencient : par exemple, on trouve des cellules géantes qui englobent des lamelles de chitine morcelées, les entourent comme d'une palissade (Jenckel). Ce sont des macrophages qui détruisent un élément parasitaire.

Nous avouerons que les formations figurées par Melinkow diffèrent notablement des cellules géantes tuberculeuses, cellules de Langhans avec couronne plus ou moins complète de noyaux à la périphérie et en voie de caséification.

Nous-mêmes avons souvent éprouvé des difficultés pour distinguer dans un foie des cellules géantes de la coupe transversale de néocanalicules biliaires qui ont parfois une lumière peu nette. Nous pensons qu'il y a là une cause d'erreur dont il faut se méfier, mais nous admettons la cellule géante dans l'échinococcose alvéolaire, bien que dans notre cas, nous n'en ayons pas observé, mais seulement des néocanalicules biliaires.

Morin le premier observa des cellules géantes, puis Guillebeau, Reiniger, Rostocki, Bernet, Krückmann, Lehne, Zinn, Meyer, Abée, Hauser, Brandt, Romanow, Winogradow, Melnikow, Jenckel, Cäsar. Elenevsky a recherché en vain le bacille de Koch.

Ces faits appuient la non spécificité de la cellule géante, témoin d'une réaction de défense d'un tissu. Ils viennent à côté des belles recherches de MM. Nicolas et Favre sur la présence des cellules géantes dans les tissus syphilitiques (Nicolas et Favre, Contribution à l'étude des syphilides tertiaires cutanées, *Annales des*

maladies vénériennes 1907 ; Cellules géantes et folli-
cule syphilitique, *Province Médicale* 1907).

Nous avons vu que tuberculose et échinocoque pouvaient coexister, mais dans ces cas les deux affections
ont des sièges différents soit dans deux organes différents, soit en des points éloignés du même organe. En
tout cas, pour affirmer la tuberculose dans le tissu
alvéolaire lui-même il faut trouver des tubercules très
nets ou des bacilles, ce qui n'a pas encore été observé
(Elenevsky). En tout cas, il sera toujours facile d'affirmer dans un poumon par exemple, une généralisation
échinococcique à forme pseudotuberculeuse par la
seule présence des vésicules de chitine au microscope.

4° ETAT DES VAISSEAUX. — Nous verrons à la parasitologie qu'on a beaucoup discuté sur la porte d'entrée
du parasite.

Sur les coupes colorées au Weigert, on reconnaît la
trace des vaisseaux aux fibres élastiques. On en trouve
quelques-unes dans le tissu de nécrose (Jenckel) et
parfois dans la couche limite, on saisit sur le vif
l'envahissement d'une artère ou d'une veine. Melnikow
figure la coupe longitudinale d'une artère dans laquelle
on voit trois zônes : une zône caséeuse, une zône
inflammatoire avec formes jeunes et cellules rondes
dans les trois tuniques, et une zône intacte en dehors de
la tumeur. Pour les veines, c'est la même chose. Les
grosses branches de la veine porte sont parfois
envahies et on voit la paroi infiltrée de vésicules de
chitine. L'oblitération des vaisseaux par artérite et
phlébite explique que la tumeur ne saigne pas si on
l'incise sur le vivant. Elle explique aussi les larges

zônes de tissu amorphe que l'on trouve entre des vésicules éloignées.

5° CANAUX BILIAIRES. — Dans certains cas, leur
envahissement est particulièrement net. Dans le cas de
Morin, on voyait nettement les formes parasitaires,
pelotons de chitine ou formes jeunes, dans des cavités
limitées par un épithélium. Melnikow en donne des
figures très nettes. Elenevsky figure aussi une vésicule
de chitine dans un canalicule biliaire. Jenckel en a
observé aussi.

*
* *

Nous devons maintenant signaler quelques particularités dans les organes autres que le foie.

Poumon. — Il n'y a pas souvent des scolex ; les
embryons ovoïdes succombent rapidement. Les formes
jeunes, par contre, sont nombreuses.

Melnikow décrit une bronchite échinococcique : on
trouve des masses d'embryons au milieu de globules
de pus, de cellules épithéliales desquamées et de vésicules de chitine.

Ganglions. — Il y a beaucoup de scolex et d'embryons ovoïdes ; le tissu lymphoïde se nécrose, le tissu
conjonctif augmente.

Cerveau. — Il n'y a pas souvent des scolex, mais
on trouve des formes jeunes ; les embryons ovoïdes
succombent rapidement. Beha dit que, *quand la tumeur*

*est primitive, il y a des scolex et des embryons ovoïdes
el peu de formes jeunes.*

Signalons en terminant que Melnikow étudie en
détail les modifications des différents tissus, sous l'influence de l'échinocoque. Il décrit : l'artérite échinococcique, l'endophlébite oblitérante et proliférante ; la
lymphangite, le phlegmon, la myosite echinococ-
ciques ; la névrite, l'angiocholite, la péritonite diffuse
localisée ou miliaire, la méningite, la pleurésie échinococcique, l'adénite, la pneumonie chronique, la bronchite échinococcique.

CHAPITRE V

PARASITOLOGIE

Les notions que nous venons d'acquérir vont nous permettre de discuter la question du parasite. Celui-ci est un échinocoque, forme larvaire d'un ténia. On trouve des scolex avec des crochets, cela suffit pour dire cestode et pour rejeter toute autre classe de parasites, les tiématodes, par exemple. Du reste personne n'a jamais dit le contraire, pas même Melnikow.

1° Par où vient l'embryon ?

2° Comment se propage le parasite ?

3° Quel est ce parasite ? Connaît-on le ténia ? Telles sont les questions que nous allons étudier.

1° Par où vient l'embryon ?

Il ne faut s'étonner de rien au sujet des voies possibles. N'admet-on pas que les œufs de l'hypoderma bovis, déposés à la surface de la peau du bœuf, sont avalés par l'animal qui lèche le point piqué, donnent un embryon dans l'intestin et cet embryon traverse les tissus pour arriver sous la peau ? On peut admettre que l'embryon arrive dans les organes à travers l'intestin et le tissu cellulaire sous-péritonéal, et même qu'il traverse le péritoine. On peut admettre aussi la voie artérielle, même pour le foie, ou la voie des conduits biliaires. Nous pensons qu'il est rationnel d'admettre *pour le foie, la voie de la veine porte, comme la plus simple.*

Les embryons mis en liberté dans l'intestin pénètreraient dans les terminaisons de la veine porte et arriveraient au foie. Là, ils semblent s'arrêter dans les gros capillaires de la capsule de Glisson, et s'y développent en s'entourant d'un peloton de chitine, puis ils perforent la paroi du capillaire, par suite de l'inflammation qu'ils provoquent.

Pour les localisations primitives dans la rate, le cerveau, et pour les métastases, il est rationnel d'admettre la voie artérielle.

2⁰ Comment se propage le parasite ?

Virchow disait que le parasite se propageait par la voie lymphatique ; Leuckart admettait la voie sanguine ; Friedreich, Schröder, van der Kolk, la voie biliaire ; enfin, Küchenmeister pense que chacune de ces voies peut être empruntée suivant les cas et même toutes peuvent servir dans le même cas.

Nous croyons que le parasite envahit les tissus de proche en proche, enflamme et détruit tout ce qu'il rencontre devant lui. Mais, comment le parasite arrive-t-il à donner des alvéoles multiples ?

MULTILOCULATION. — On a décrit une prolifération à la manière des cysticercus racemosus. La vésicule de chitine pousserait des prolongements dans toutes les directions, mais toujours rattachés à la vésicule d'origine par les pédicules plus ou moins étroits, et on aurait ainsi des chapelets de vésicules allant dans toutes les directions et ayant des étranglements de loin en loin. Nous croyons qu'il est exagéré de vouloir expliquer ainsi une tumeur de 5 ou 10 kilogrammes, et sur les coupes on ne trouve pas assez de canaux unissant les vésicules entre elles.

On trouve des cysticercus racemosus surtout dans le tissu cellulaire sous-cutané (l'aspect est aréolaire et les vésicules contiennent un liquide eau de roche), et dans le cerveau.

Prolifération exogène. — On peut expliquer plus facilement l'accroissement de la tumeur par la *prolifération exogène d'une vésicule mère*. Alors que dans le *kyste ordinaire, la prolifération est endogène*, de sorte que la vésicule mère se remplit de centaines de vésicules-filles, de volume variable, d'une cerise à un œuf, *dans l'échinococcose alvéolaire, on a uniquement prolifération exogène*. Des vésicules secondaires se formeraient dans la paroi externe de la vésicule-mère et ces vésicules iraient se développer à leur tour à côté, et ainsi de suite. Il y a un moyen de reconnaître le sens de la prolifération : c'est la méthode de Brandt qui consiste à colorer les coupes à la gomme iodée ; la couche germinatrice contient du glycogène quand elle est fertile, et se colorera en brun par l'iode. Ni Melnikow, ni Jenckel, ni Elenevsky n'emploient cette méthode. Dévé l'a employée et déclare que la prolifération exogène, fréquente chez les animaux, serait très rare chez l'homme, exception faite pour les tumeurs des os et de l'épiploon. Jenckel s'élève contre l'opinion classique de la prolifération endogène dans le kyste hydatique ordinaire. Il dit que là aussi on a une prolifération exogène (recherches en 1903, rappelées en 1907). Il déclare n'avoir trouvé ni macroscopiquement ni microscopiquement, dans l'hydatide commune, de membrane représentant la vésicule-mère, mais les vésicules-filles seraient contenues dans une capsule conjonctive et non chitineuse. Jenckel pourtant envisage comme possible l'atrophie de la mince vésicule mère accolée à la capsule conjonctive. Il décrit dans le tissu de l'hôte, dans le cas de kyste uniloculaire, des scolex morts, des cellules fusiformes, des cellules géantes, dans un tissu de granulation, qui se transforme ensuite en couche de nécrose. Puis Jenckel explique l'arrêt de la prolifération exogène par « l'accroissement du liquide dans la vésicule principale », « produisant une compression plus forte à l'extérieur ». Il l'explique aussi par la différence de toxicité du parasite. Il nous semble que l'on peut expliquer les choses en admettant les deux modes de prolifération dans le kyste hydatique, il y aurait une couche germinatrice à l'extérieur de la vésicule-mère, mais, par suite du développement du liquide, la couche germinatrice externe se trouve comprimée et ne donne rien, tandis que dans l'échino-coccose alvéolaire, la prolifération exogène se donne libre cours, malgré les vives réactions du tissu ambiant. En tout cas, Jenckel, admettant la prolifération exogène dans les kystes hydatiques ordinaires, fait de cela une preuve en faveur de l'identité des deux échino-coques. Nous n'admettons pas ces opinions. Nous *n'avons pas trouvé, même dans les vésicules alvéolaires, de couche germinatrice externe.* Melnikow admet la prolifération exogène.

Formation de vésicules par les embryons ovoïdes. —
Melnikow dit : « Le peloton de l'échinocoque alvéolaire
produit des embryons ovoïdes et des scolex tandis que
l'hydatique ne produit que des scolex. — Les embryons issus du protoplasma granuleux et qui vont
multiplier le parasite, sont de trois sortes : 1° entourés
d'une mince membrane homogène, embryons ovoïdes
ou formes jeunes ; 2° embryons à capsule épaisse,
fibreuse ; 3° scolex à des stades variés (proscolex). —
Ces sortes d'embryons sont non seulement dans les
alvéoles, mais aussi entre les cellules du tissu, qui a
été envahi grâce aux mouvements amœboïdes des
embryons. » La plupart des embryons ovoïdes succombent, les formes jeunes résistent mieux et quelques-
unes peuvent se développer en s'entourant d'un peloton de chitine. Melnikow dit aussi que le peloton de
chitine donne des embryons ovoïdes qui émigrent dans
le tissu ambiant, s'entourent d'un peloton de chitine
et donnent naissance à des formes jeunes, qui s'entourent elles-mêmes d'un peloton de chitine et restent
stériles.

C'est à ce propos que Melnikow dit : « Le parasite
appartient à la classe des cestodes, mais se conduit
dans le tissu humain d'après le type des représentants
de la classe des *trematodes* », sans hôte intermédiaire,
et constituerait « *un intermédiaire entre les cestodes
et les trématodes* ». Melnikow dit que cela ne serait
pas le seul exemple zoologique, il parle de la sphœru-
laria bombi, qui est un organe séparé d'un néma-
tode.

Jenckel et le naturaliste von Linstow, critiquent les

conclusions de Melnikow. Ils disent que d'après cela, les scolex seraient des formations inutiles, s'il n'y a pas besoin d'hôte intermédiaire.

Elenevsky pense qu'on peut expliquer le développement atypique des vésicules alvéolaires par la réaction plus active du tissu environnant ; les cellules géantes usant la paroi des vésicules, le liquide spécifique peut sortir et être résorbé, et la toxicité de ce liquide augmente encore le tissu de nécrose.

Voici l'idée que nous nous faisons de l'évolution du parasite : il arrive dans le foie et se transforme en vésicule de chitine. Celle-ci va se développer en produisant un peu d'inflammation périphérique. Elle peut subir deux évolutions : ou bien rester stérile, ne donner aucune forme de multiplication, ou bien devenir fertile. Dans ce cas, la couche granuleuse interne va donner naissance *à des scolex*, et non à des vésicules filles, et *dans ces scolex et dans la couche granuleuse qui continue leur base le long de la paroi interne de la vésicule, se développent des embryons ovoïdes.* L'échinocoque hydatique ne développe que des scolex dans des vésicules filles.

Les *embryons ovoïdes* vont se développer dans deux sens : *la plupart s'enkystent*, s'entourent d'une membrane de chitine de plus en plus épaisse. Nous pouvons supposer que ces embryons enkystés représentent des formes de résistance, des sortes de sporokystes, qui seront destinés à la reproduction du parasite plus tard ; ce seraient des sortes d'œufs. Mais la vésicule de chitine n'est pas infranchissable. Les leucocytes peuvent le traverser ; si nous supposons les embryons ovoïdes doués de mouvements amœboïdes, *certains pourront émigrer dans le tissu de l'hôte et là se transformer en vésicules de chitine* et reproduire le cycle. Ils peuvent pénétrer dans les vaisseaux lymphatiques ou dans les vaisseaux sanguins, *être transportés au loin et donner des métastases aux ganglions, au poumon, au cerveau.*

Il y aurait une différence essentielle avec l'échinocoque hydatique, à membrane solide, à sécrétion liquide intense, qui reste infranchissable pour les embryons et où il y a prolifération de vésicules filles et non de scolex restant adhérents. Pour qu'il y ait échinococcose secondaire, il faut un traumatisme qui rompe le kyste, tandis que *l'echinococcose secondaire serait la règle dans l'echinococcose alvéolaire,* par le moyen de la fertilité des embryons ovoïdes. On peut comparer cela à la fertilité des scolex d'hydatides dans le péritoine (Dévé), ou dans le tissu sous-cutané (Alexinsky). Quant à la *matière dont les embryons ovoïdes donnent de nouvelles vésicules, nous l'ignorons.* Laissent-ils échapper des bourgeons protoplasmiques, des *formes jeunes* douées d'une grande toxicité, nous ne pouvons nous prononcer et ni les descriptions, ni les figures de Melnikow, ne nous permettent de nous faire une idée claire de ces processus.

3º **Quel est le parasite exactement**
(**Unicistes et dualistes**)

On admet que c'est l'echinocoque d'un ténia. Il faut déterminer le ténia. A ce point de vue, les auteurs se divisent en deux groupes :

Les unicistes ;

Les dualistes.

Les *unicistes* (Virchow, Leuckart, Vierordt, Lehne, Klemm, Blanchard, Von Linstow, Jenckel), disent que c'est le même ténia que celui de l'échinocoque hydatique ordinaire ; il n'y a qu'une différence dans la manière dont réagit le tissu atteint, par suite de la sécrétion de toxines plus virulentes par le parasite.

Les *dualistes* (Morin, Huber, Müller, Mangold, Posselt, Melnikow-Raswedenkow, Dévé), disent que c'est un ténia distinct ou tout au moins une variété bien différenciée du ténia echinococcus. Depuis Posselt (1904), on l'appelle le ténia echinococcus alvéolaris. Cette variété une fois différenciée dans une région, conserverait ses caractères dansses générations successives.

Pour prouver la dualité, il y a trois catégories de preuves :

I. — Les preuves histologiques ;

II. — Les preuves zoologiques ou parasitologiques (expériences d'ingestion aux animaux) ;

III. — Les preuves géographiques.

I. — PREUVES HISTOLOGIQUES

Elles ont une grande force. L'affection si caractéristique que nous décrivons, les différences si considérables qui la séparent du kyste hydatique ordinaire, même des kystes multiples, permet *a priori* de trouver bizarre que ces deux types anatomo-pathologiques puissent être produits indifféremment par un seul et même parasite. Les réactions du foie humain sont les mêmes chez tous les individus : qu'un échinocoque hydatique qui se développe dans un os prenne l'aspect multiloculaire, nous en touchons du doigt la raison mécanique dans la structure de l'os, qui ne permet pas au kyste de se dilater à son aise, mais l'oblige à se glisser dans toutes les cavités osseuses qu'il trouve ou qu'il crée. Mais un foie est toujours un tissu assez mou pour permettre à un kyste de se distendre à son gré. *Si le foie réagit de façon si énergique, c'est qu'il est attaqué par un parasite différent de l'échinocoque hydatique*, parasite qui sécrète des toxines nécrosantes, et cela suffit à créer au moins une variété.

Une preuve de la différenciation *non varietur* du parasite se trouve dans ce fait que, *quel que soit le tissu atteint*, rate, cerveau, diaphragme et même os, *la structure alvéolaire et la dégénérescence du tissu sont toujours les mêmes. Quand il y a des métastases, celles-ci ont toujours la structure de la tumeur primitive*, jamais la structure hydatique.

Nous devons pourtant citer des *faits troublants* : ce sont des cas où on trouve chez un homme *un kyste hydatique et une ou plusieurs tumeurs alvéolaires*. Ces faits sont très rares.

Nous trouvons dans l'observation I d'Elenevsky plusieurs métastases alvéolaires dans le cerveau, mais l'une d'elles est un kyste uniloculaire des dimensions d'une noix, remplie d'un liquide clair comme de l'eau. Il rappelle le kyste hydatique du cerveau. Elenevsky se base sur l'examen histologique (caséification du tissu cérébral) pour admettre que le gros kyste a été produit par la confluence de plusieurs petits kystes.

Posselt cite plusieurs cas chez les animaux et chez l'homme : il rapporte le cas Zemann, de Vienne, dans son travail sur l'anatomie pathologique de l'alvéolaire. Une vieille femme avait, dans le lobe droit du foie, un grand kyste hydatique ratatiné et en voie de calcification et l'on trouvait une structure alvéolaire dans le lobe de Spigel et dans quelques noyaux au voisinage du grand kyste.

Posselt (1897) rapporte une observation intéressante, c'est l'observation VIII des cas tyroliens. Cliniquement, il y avait de la fluctuation ; le malade fut opéré et mourut d'hémorragie par perforation de la veine cave inférieure, sept jours après l'ouverture d'un kyste renfermant sept litres d'un liquide chocolat. La paroi du kyste avait 1 mm. 05 et saignait à l'incision. A l'autopsie on trouva, dans le lobe droit, une cavité de 30 centimètres sur 23, ayant des parois de 3 à 12 millimètres farcies de vésicules. La cavité est irrégulièrement bosselée, on voit des cordons sous-tendus comme des cordes. Le tissu alentour est mou et parsemé de vésicules allant d'un grain de chenevis à une cerise. Le foie pèse 4.200 grammes, la cavité vide. La veine cave est envahie par les vésicules, elle s'est nécrosée et ouverte dans la grande cavité kystique. Le diaphragme contient des formations grenues, gris blanc, du volume d'un grain de chenevis à une noisette. Quant au lobe gauche, il est parsemé de vésicules en grappe, et surtout il y a des kystes ronds, à parois lisses, de 1 à 3 millimètres de diamètre, et à leur voisinage, le parenchyme hépatique a une structure finement réticulaire. Pas de dégénérescence caséeuse, ni de prolifération conjonctive. Pas de contenu colloïde dans les kystes du lobe gauche, « si bien, dit Posselt, que l'on doit penser que le kyste du lobe droit est d'une autre nature que ceux du lobe gauche ».

Melnikow a examiné ce cas au microscope (cas 93 de sa statistique) : le fond de la préparation est formé d'un tissu conjonctif nécrotique, dans lequel il y a des vésicules de chitine. La couche limite est un tissu conjonctif contenant des granulomes avec cellules épithélioïdes. « Dans le foie, il y a dégénérescence graisseuse du lobe gauche, on voit des kystes ronds de 75 millimètres à 1 mm. o5, à contenu incolore, formant un réseau dont les cloisons sont formées par les travées hépatiques. Par leur structure, ces acini du foie en dégénérescence kystique ressemblent à un angiome caverneux, mais il n'y a pas de sang. »

D'après ces descriptions (vésicules de chitine, tissu caséeux dans la paroi de la cavité centrale qui elle-même ne contient pas de vésicules filles, granulomes dans la couche limite, envahissement du diaphragme), nous pensons qu'il s'agit bien d'une tumeur alvéolaire, mais que certaines vésicules ont pris un développement anormal (cerise), que la cavité centrale a atteint une capacité de 7 litres, allant jusqu'à perforer la veine cave inférieure, et que la tumeur est restée molle, parce qu'il s'agit d'un foie atteint de dégénérescence kystique dans lequel s'est développé l'échinocoque alvéolaire. Le lobe gauche semble être polykystique ; les reins n'étaient pas kystiques.

Posselt cite encore un cas de Weichselbaum à Vienne, où il y avait, dans le cœur, développement simultané de l'échinocoque alvéolaire et du cystique, gardant chacun leur individualité, sans zone de transition.

Tous ces faits n'embarrassent pas Posselt. Il admet la coexistence des deux variétés d'échinocoques. Nous trouvons cela au moins curieux, et nous croyons que c'est beaucoup pour un malade d'abriter deux parasites dont l'un au moins est très rare dans le pays du malade.

Dévé, dans une lettre envoyée à M. le Dr Mollard, dit qu'il a vu des cas troublants, au cours d'un voyage en Bavière et en Tyrol et se propose de revenir sur ce point.

II. — PREUVES ZOOLOGIQUES OU PARASITOLOGIQUES

Expériences d'ingestion. — Le ténia

On a cherché à reproduire chez le chien le ténia de l'échinocoque alvéolaire : ce sont les expériences de Morin (1875), Klemm (1883), Mangold (1892), Müller (1893) et Posselt (1904).

Un seul auteur a pu boucler le cycle en obtenant chez un goret une tumeur alvéolaire du foie : c'est Mangold.

Morin (1875) fit ingérer des fragments de tumeur reconnus fertiles au microscope, à des chiens non jeunes, sans leur faire prendre d'anthelmintique et sans examiner leurs matières au point de vue parasitologique. Il sacrifia les animaux de cinq à neuf semaines après et trouva des ténias de 2 millimètres. Les chiens témoins n'en avaient pas. Mais lui-même s'est rendu compte des imperfections de ses expériences et déclare qu'elles n'ont pas de valeur. En tout cas, Posselt ne les rapporte pas. Nous avons tenu à signaler Morin à cause de l'idée.

Klemm (1883) a fait à l'Institut anatomo-pathologique de Münich, en 1882, sous l'inspiration de Bollinger, une expérience d'ingestion à un chien basset de deux ans et a obtenu, après neuf semaines, plusieurs milliers de ténias mûrs dans l'intestin. Ils furent reconnus comme des ténias échinocoques ordinaires de Siebold (18 à 25 crochets, 3 à 4 anneaux). Contre l'essai de Klemm, dit Posselt, on peut faire remarquer que l'animal était trop vieux et n'avait pas pris d'anthelmintique avant l'expérience. Néanmoins, Posselt dit que Klemm a tort de conclure que le ténia obtenu est le ténia échinococcus, car dans tous les derniers anneaux, il y avait des œufs au milieu du corps, en un amas ovale, entouré d'un utérus concentrique, et non pas, comme d'après le dessin de Leuckart, qui représente le ténia échinocoque ordinaire, un utérus dont l'axe longitudinal serait parallèle à l'axe du corps.

Zschokke, en 1884, à Zurich, observa des ténias de trois semaines avec deux proglottis seulement. Il manquait l'utérus et les œufs. Les crochets, examinés par Vogler, de Schaffouse, ont été reconnus comme minces, très peu courbés et à apophyse basale longue, semblables en un mot à ceux des scolex de la tumeur alvéolaire.

Bollinger, en 1888, a donné à un chien un morceau de tumeur alvéolaire. Trois mois après, l'animal fut sacrifié et on a pu trouver, à un examen fait tardivement, des anneaux de ténia dans l'intestin. La plupart étaient macérés. Quelques anneaux et quelques ténias étaient intacts. D'après Müller (1893), on a trouvé dans tous ces ténias les œufs accumulés en une balle arrondie. On n'a pas trouvé de crochets.

Müller examina les crochets des ténias obtenus par Klemm. Ils avaient tous les caractères décrits par Vogler comme caractéristiques de l'alvéolaire. Vogler lui-même, sans connaître leur provenance, déclara qu'ils ressemblaient aux crochets qu'il avait décrits dans le cas Zschokke.

Mangold, à Tübingen, a fait des expériences couronnées de succès. Il prit des précautions; il employa deux chiens qui venaient d'être sevrés, âgés de six et de neuf semaines. On négligea pourtant de leur faire prendre un tenifuge. Ils furent sacrifiés : l'un au bout de cinquante-trois jours, l'autre de soixante-trois. Chez le premier on trouva trois ténias, chez l'autre un ténia, qui présentaient la balle d'œufs caractéristique dans la partie antérieure de l'anneau terminal. Ils avaient quatre à cinq anneaux de vingt-quatre à trente-deux crochets, longs de o^{mm}o25 à o,o34.

Pour résoudre définitivement la question, Mangold fit des expériences pour fermer le cycle du parasite ; les essais sur des moutons furent négatifs, mais Mangold réussit, chez un goret de douze semaines non traité avant, sacrifié quatre mois après l'ingestion des ténias alvéolaires, à trouver dans le foie deux petites tumeurs de la grosseur d'une noisette qui présentaient l'aspect alvéolaire typique, mais la couche de chitine n'était pas très apparente à cause du jeune âge de la tumeur.

Posselt, après plusieurs tentatives avortées, réussit, en 1902, à obtenir des ténias. Il prit toutes les précautions nécessaires.

A un jeune chien nouvellement sevré, il administra, avant l'épreuve, un anthelmintique (extrait de fougère mâle et extrait de racine de grenadier) et de l'huile de ricin. Les matières furent examinées et reconnues exemptes de parasites ou d'œufs. Quarante-cinq jours après l'ingestion de fragments de tumeur alvéolaire du foie, reconnus fertiles au microscope, l'animal perdit l'appétit, maigrit et il succomba, en quatre jours, à une entérite. A la section du grêle, on vit celui-ci rempli de ténias de 2 millimètres à 2 mm. 5, rarement 3 millimètres.

Déjà à l'examen macroscopique, on pouvait reconnaître, à la partie antérieure de l'anneau terminal, une zone arrondie, blanc crayeux, qui correspondait à une balle d'œufs (Eierballen).

Enfin il y a des expériences d'ingestion qui prouvent indirectement la dualité. Jamais Dévé, dans les nombreuses expériences d'ingestion qu'il a faites en 1910-1911, n'a reproduit l'échinococcose alvéolaire, en faisant ingérer des œufs de ténia échinocoque ordinaire aux animaux d'expérience (lapins, cobayes, jeunes porcs), mais toujours l'échinococcose hydatique primitive.

TÉNIA

Posselt a étudié spécialement le ténia, il en fait un ténia distinct : le ténia echinococcus alveolaris (1904). Il le différencie du ténia échinocoque hydatique de deux façons :

1° Par le nombre, les dimensions et la forme des crochets ;

2° Par la forme de l'utérus dans l'anneau terminal.

« Ce ténia, dit Posselt, par sa forme répond énormément au ténia échinocoque cystique, mais se différencie par deux points principaux (peut-être la partie du cou et les anneaux antérieurs sont-ils plus épais et plus forts chez le ténia alvéolaire).

« 1° **Crochets**. — La forme et les dimensions des crochets ressemblent tout à fait à celles des crochets de la tumeur alvéolaire : ils sont minces, allongés, faiblement courbés avec une apophyse basale très longue, très fine. Le rapport de la longueur de celle-ci à la longueur totale est le même que pour les crochets des scolex de la tumeur : 1/2,35 chez le ténia et 1/2,7 dans la tumeur.

« 2° **Configuration extérieure de l'utérus**. — Tandis que dans les anneaux mûrs du ténia cystique on trouve l'utérus étroit, en forme d'outre, tournant en spirale, éventuellement richement lobulé par places, traversant toute la longueur de l'anneau, dans la partie antérieure de l'anneau terminal du ténia alvéolaire, il y a une balle d'œufs arrondie, souvent un peu ovale transversalement, dans laquelle les œufs sont très rapprochés les uns des autres, parfois en amas. On n'a pas affaire ici à une différence fortuite ; ce qui le prouve, c'est que la même trouvaille fut faite sur tous les ténias qui tapissaient l'intestin en grand nombre ; c'est aussi la concordance avec les expériences antérieures », qu'on peut résumer ainsi :

Klemm : balle d'œufs caractéristique ; crochets caractéristiques, d'après Vogler et Müller.

Zschokke-Vogler : pas d'utérus, parce que trop jeunes ; crochets caractéristiques.

Bollinger : balle d'œufs caractéristiques ; pas de crochets.

Mangold : balle d'œufs caractéristique ; crochets ?

Posselt : balle d'œufs et crochets caractéristiques.

Il n'y a, il est vrai, que les expériences de Posselt qui soient à l'abri des objections.

Posselt a essayé, comme Mangold, des expériences avec le ténia obtenu. Il a fait manger des ténias à un goret de six semaines, préparé par un anthelmintique et un purgatif et dont les selles furent reconnues exemptes d'œufs. L'animal fut nourri avec toutes les précautions voulues et sacrifié au bout de 5 mois. L'expérience fut négative, peut-être parce que l'anthelmintique avait été pris trop peu de temps avant l'ingestion des ténias.

Von Linstow et Jenckel attaquent vivement les conclusions de Posselt. Ils critiquent les expériences d'ingestion et n'admettent que celles de Posselt comme faites avec toutes les précautions. Ils critiquent

les procédés de différenciation des ténias, disant que
les *crochets* des ténias sont très variables. Krabbe
figure quarante-deux formes différentes de crochets.
Leuckart admet qu'il n'y a aucune différence entre les
crochets du ténia échinocoque cystique et ceux du
ténia alvéolaire. Küchenmeister et Sabolotnow se ran-
gent à son avis. Von Linstow admet seulement que
parfois les crochets de l'alvéolaire sont un peu moins
trapus, qu'il y a dans l'alvéolaire de dix à trente-six
crochets en deux rangées, les plus petits ayant de
0 mm. 021 à 0,023, les plus gros 0,026 à 0,027,
alors que dans l'hydatique il y a de trente-deux à
quarante-deux crochets en deux rangées, les plus petits
ayant de 0,021 à 0,023, les plus gros de 0,027 à 0,029.

Quant à la *forme de l'utérus*, Jenckel donne des
figures schématiques, où il montre sur des exemplaires
de ténia échinocoque cystique, pris à l'Institut zoologique de Göttingen, des formes de l'utérus identiques à
celle **dé**crite par Posselt dans le ténia alvéolaire et
d'autres formes encore, car la forme de l'utérus dépend,
dit-il, du degré de maturité. A pleine maturité, la balle
d'œufs est ovale, transversale, gonflée et non pas
étroite, spiralée comme l'a figurée Leuckart.

Von Linstow et Jenckel reprochent à Posselt de
n'avoir pas étudié assez à fond les caractères du ténia,
de n'avoir pas noté la position du pore génital, de
n'avoir pas parlé du nombre des testicules, de l'ordonnance du vitellus, de la grandeur et de la forme des
œufs, de la forme du cirrhe, etc. Ils pensent que c'est
parce qu'il n'y avait pas de différence avec le ténia
cystique.

Il est à souhaiter que la question soit reprise et il faudrait aussi faire des expériences d'ingestion avec les tumeurs multiloculaires des animaux.

III. — PREUVES GÉOGRAPHIQUES

Rôle des animaux.

Il est évident que la répartition géographique comparée de l'échinococcose hydatique et de l'échinococcose alvéolaire, fait immédiatement penser qu'il y a là deux parasites différents, spéciaux aux diverses régions.

En effet, en Islande, en Mecklembourg et en Poméranie, en Dalmatie, en République Argentine, en Australie, dans les Landes, on n'a pas encore signalé de cas d'echinococcose alvéolaire et l'on sait combien le kyste hydatique est fréquent dans ces pays.

Dans la Bavière, le Würtemberg, le Tyrol, la Suisse, on ne signale que de rares cas de kyste hydatique. Et là encore, en Tyrol par exemple, chaque maladie a ses régions de prédilection : l'alvéolaire occupe l'Unterinthal et le Pusterthal, l'hydatique la région du sud-ouest.

On n'a pas manqué de voir dans le *climat de montagne* la cause de la différenciation du parasite. On pouvait supposer que c'était le *froid* qui le modifiait pendant le passage des œufs de l'animal à l'homme. Les expériences de Dévé sur l'influence de la congélation sur les œufs de ténia, n'ont pas confirmé cette hypothèse. Un œuf *de ténia hydatique même congelé donne un kyste hydatique aux animaux.*

On a donné une autre raison de la différenciation : ce serait chez les animaux qu'elle se serait faite primitivement et elle se transmettrait aux générations successives, même si elles atteignent l'homme. Le mouton, principalement le mérinos à laine fine, (Posselt) serait l'hôte de l'echinocoque hydatique et se propagerait par les chiens : c'est admis. *Le bœuf serait l'hôte habituel de l'échinocoque alvéolaire.* Posselt accuse plus particulièrement la race de Miesbach-Simmenthal, de servir d'hôte au parasite. Weber pense que c'est exagéré, bien que son malade ait été en contact avec des vaches de la race de Simmenthal. On a décrit, en effet, chez les bêtes à cornes très souvent, chez le porc, quelquefois et presque jamais chez le mouton, des tumeurs à échinocoques multiloculaires, mais est-ce là de l'alvéolaire véritable ? Quoi qu'il en soit, il est certain que dans les montagnes des Alpes et du Jura, ce sont les bêtes à cornes qui constituent la principale richesse du pays, qui paissent dans les pâturages escarpés, à l'exclusion des moutons.

Posselt (1906) donne des chiffres intéressants. Il fait remarquer que dans le canton des Grisons, en Suisse, où l'élevage des bœufs est insignifiant, comparé à l'élevage des moutons, on n'a pas observé d'alvéolaire ; dans le Tyrol du sud et vers l'Italie, il y a plus de moutons que de bœufs ; le kyste hydatique est fréquent, l'échinococcose alvéolaire inconnue.

Il donne un tableau où il détaille par pays le nombre des habitants, la superficie, le nombre de moutons brut, par kilomètre carré et pour 100 habitants, et le nombre de bêtes à cornes *idem*, la proportion de bœufs par rapport aux moutons, des remarques sur les chiens et les cas d'échinococcose observés.

Tyrol : 930.000 habitants, $\dfrac{\text{bœufs}}{\text{moutons}} = 2,7/1$; 26 ou 27 cas d'alvéolaire.

Tyrol du Nord : 2,3/1 ; 26 ou 27 cas d'alvéolaire.

Tyrol du Sud : 1/1,3 ; pas d'alvéolaire.

Bavière : 5.500.000 habitants, 3,4/1 ; 63 cas d'alvéolaire.

Würtemberg : 2.200.000 habitants, 2,5/1 ; 31 ou 32 cas d'alvéolaire.

Duché de Bade : 1.800.000 habitants, 9,5/1 ; 5 ou 6 cas d'alvéolaire.

Carinthie : 360.000 habitants, 1,5/1 ; 4 cas d'alvéolaire.

Styrie : 1.300.000 habitants, 4,3/1 ; 10 cas d'alvéolaire.

Suisse : 2.934.000 habitants, 3,5/1 ; 35 ou 36 cas d'alvéolaire.

Suivant les cantons, on a les rapports suivants :

Zurich : $\dfrac{102.296 \text{ bœufs}}{1.000 \text{ moutons}} = 102,2/1$; 11 ou 12 cas d'alvéolaire.

Bâle : $\dfrac{19.912 \text{ bœufs}}{1.423 \text{ moutons}} = 14/1$; 5 cas d'alvéolaire.

Schaffouse : $\dfrac{11.654 \text{ bœufs}}{26 \text{ moutons}} = 448,2/1$; 3 cas d'alvéolaire.

Saint-Gall : $\dfrac{\text{101.580 bœufs}}{\text{10.949 moutons}} = 9,3/1$; 2 cas d'al-véolaire.

Thurgovie : $\dfrac{\text{56.792 bœufs}}{\text{430 moutons}} = 132/1$; 5 cas d'alvéo-laire.

Grisons : $\dfrac{\text{76.051 bœufs}}{\text{78.445 moutons}} = 1/1,03$; pas d'alvéo-laire.

Tandis que où l'hydatique règne en maître, on a les rapports suivants, bœufs-moutons :

Mecklembourg : 1/2,5 ; 182 cas d'hydatique en 23 ans.

Poméranie : 1/5,7 ; 180 cas d'hydatique en 34 ans.

Dalmatie : 1/10,3 ; 105 cas d'hydatique en 12 ans.

Australie : 1/18.8 ; 307 morts par hydatique en 10 ans.

Islande : 1/40 ; 1 malade sur 27 habitants.

Argentine : 1/3,3 ; 970 cas en 25 ans.

La découverte du foyer russe est venue bouleverser ces belles déductions. Melnikow dit que bêtes à cornes et moutons se trouvent en nombre à peu près égal dans les régions où on trouve l'alvéolaire prédominant. Posselt répond que, à Kasan, par exemple, si on n'observe pas plus souvent les kystes hydatiques, c'est que les moutons ne sont pas des mérinos. Il n'y a que 7.000 mérinos sur un million de moutons. Melnikow fait remarquer aussi qu'il y a des régions où il y a beaucoup de bœufs, les steppes du sud et du sud-ouest, la Pologne, et chez ces bœufs, des échinocoques multiloculaires et qu'on n'observe pas d'échinocoques alvéolaires chez l'homme. Jenckel fait la même remarque à Göttingen ; il ajoute que le bétail, dans l'Allemagne du milieu, vient souvent de la Suisse ou de la Bavière.

Nous croyons que *le rôle des animaux ne doit pas être négligé*. Dévé refuse d'identifier l'échinococcose multiloculaire du bœuf avec l'échinococcose alvéolaire de l'homme. Nous croyons qu'il faut prendre un moyen terme ; il est probable que l'échinococcose alvéolaire existe chez le bœuf, mais qu'on a dû confondre avec l'alvéolaire certains cas qui étaient des kystes multiloculaires, tels que les cas de Raillet et Morot, à Troyes, que Dévé a examinés plus tard. Mais nous trouvons étrange que Melnikow-Raswedenkow et Posselt, par exemple, qui connaissent bien l'échinococcose alvéolaire chez l'homme et qui ont vu des tumeurs multiloculaires chez les bœufs, n'aient pas déclaré que les deux affections étaient inidentifiables.

Nous concluons qu'il s'agit au moins de deux variétés de ténia échinococcus, sinon de deux espèces différentes. Dévé conclut dans une lettre qu'il s'agit « *de formes tout à fait voisines ou plus probablement de deux variétés différenciées d'un même parasite-souche* ».

Quant à *l'hôte intermédiaire qui héberge le ténia,* nous ne sommes pas très fixés à son sujet. Il faut chercher parmi les *carnivores.* On accuse généralement le chien qui mangerait les tumeurs multiloculaires du bœuf ou du porc, comme il mange les kystes du mouton. On peut dire que le chien devrait disséminer au loin la maladie, mais on admet que le ténia vit peu de temps dans l'intestin du chien.

Nous trouvons dans les montagnes des Alpes et dans les plaines de Russie un autre carnivore spécial à ces régions : c'est le loup. Quel est son rôle? Pure hypothèse. Nous nous contentons de le signaler.

CHAPITRE VI

ÉTIOLOGIE. — SYMPTOMES. — FORMES
CLINIQUES. — PRONOSTIC.

ÉTIOLOGIE

Le malade de Marchand et Adam était un idiot, qui mangeait des grenouilles et des limaces, il n'y a rien d'etonnant à ce qu'il ait avalé des œufs de ténia. Mais c'est un cas exceptionnel.

Nous admettons l'hypothèse de l'existence des tumeurs alvéolaires chez les bœufs et les porcs et la transmission par l'intermédiaire des chiens. Nous comprendrons que l'homme puisse être contagionné, si nous réfléchissons aux mœurs des paysans, dans les régions contaminées. Nous-mêmes, connaissons bien leur mode de vie, dans le Haut-Jura. Les hivers sont rigoureux, les gens sont confinés à la maison par la neige. Les logements sont étroits, bas de plafond, pour qu'il soit facile de les chauffer. L'étable n'est séparée de l'habitation de l'homme que par une mince cloison, le plus souvent incomplète, pour que la chaleur animale et la fermentation du fumier réchauffent toute la maison. Il en est de même, croyons-nous, dans certaines régions de la Suisse. D'autre part, la misère du paysan russe est bien connue de tout le monde. Posselt insiste sur la malpropreté des étables en Tyrol.

Nous ajouterons que chaque maison possède un chien de garde ou un chien berger. Ces chiens vont rôder dans les abattoirs et vivent en promiscuité avec les bêtes et les gens.

Profession. — On comprend donc que les bergers, les métayers, se contagionnent facilement. On comprend aussi que le lait, trait dans l'étable même, que le beurre, les fromages, puissent être contaminés et répandre la maladie dans la classe ouvrière et commerçante. Du reste, malgré la surveillance des abattoirs des villes, il n'est pas impossible que les chiens ne se contaminent et ne disséminent directement la maladie parmi les habitants.

En effet, en Russie principalement, Melnikow signale l'affection chez des femmes de dentiste, de marchand, de propriétaire, chez une garde-malade, une bonne d'enfants, une blanchisseuse, une petite bourgeoise et seulement quatre paysannes. Parmi les hommes atteints, il note un professeur de lycée, un commerçant, quatre soldats dont un mendiant professionnel et un commissionnaire, un voiturier, deux tapissiers, quatre journaliers, et quatre paysans.

Peut-être Melnikow n'a-t-il pas observé plus de paysans parce que ceux-ci ne font appel au médecin que tardivement, alors que le diagnostic est cancer ou cirrhose et qu'il est inutile d'envoyer le malade à la ville, d'autant plus que les voyages sont longs et coûteux, en Russie.

L'*âge* des malades est variable ; le plus jeune malade

avait dix-huit ans (Flatau), le plus vieux, quatre-vingt-huit ans (Posselt). L'âge moyen est entre trente et cinquante ans.

Il est intéressant de remarquer que les *enfants ne sont jamais atteints*, alors qu'ils ont si souvent des kystes hydatiqnes, parce qu'ils jouent avec les chiens. La raison de cette différence est facile à saisir, c'est que le kyste hydatique se développe rapidement, en quelques mois, tandis que l'échinocoque alvéolaire met des années avant de causer des troubles et dure, du reste, des années encore, avant d'amener la mort. Nous verrons qu'il y a des cas qui ont duré douze ou quinze ans.

Le *sexe* des malades est indifférent. D'après Posselt et d'après Melnikow, il y a 40 pour 100 de femmes et 60 pour 100 d'hommes.

Nous ferons quelques remarques sur l'épidémicité : on observe des cas *dans le même village ou dans la même famille*. Morin a observé ses deux cas en 1875, sur des malades de Villeret, village du Jura bernois. De même, on a observé deux cas à Eichstädt et à Heimertingen, près de Memmingen (Bavière). A Oberzeil (Vürtemberg), furent observés les cas de Luschka (1856) et de Bauer (1872). A Burgau, on a observé deux cas, ce qui a permis à Vierordt de faire le diagnostic dans le second cas.

Posselt (1897) rapporte des observations familiales : deux sœurs sont mortes à deux ans d'intervalle (cas 5 et 6); deux frères sont morts à huit ans d'intervalle (cas 3 et 4). Ces malades ont dû se contagionner à la même source.

Autre remarque étiologique : Jenckel dit que la tumeur s'est développée, dans son cas, à la suite d'un traumatisme.

SYMPTOMES

Nous allons étudier les symptômes et décrire les formes cliniques en insistant particulièrement sur la forme toxique cachectisante, sans ictère ni ascite que nous avons observée.

Douleurs. — En général, le malade souffre, Frerichs dit dix fois sur douze. Ces douleurs sont, le plus souvent, une sensation de pesanteur dans l'hypocondre droit, quelquefois, c'est une pesanteur à l'épigastre, après le repas. Puis, plus tard, ce sont de véritables douleurs presque continues, avec crises paroxystiques, irradiant dans l'épaule ou vers le pli de l'aine. Chez notre malade, elles étaient si vives qu'il dut prendre du bromidia et qu'on lui fit des piqûres de morphine.

On aurait là un bon signe diagnostique si les douleurs, malgré l'opinion classique, n'existaient pas dans le kyste hydatique ordinaire. Quenu, en effet *(Revue de chirurgie*, 1910), a trouvé très souvent la douleur dans les kystes hydatiques, tantôt pseudolithiasique, tantôt gastralgique. Il l'attribue à l'angiocholite et à l'irritation des séreuses péritonéale ou pleurale, par la toxine hydatique. L. Verdelet *(Gazette hebdomadaire des sciences méd. de Bordeaux*, 1911, p. 385), eut l'idée d'examiner sa statistique et il trouve la douleur dix fois sur quatorze kystes hydatiques.

Prurit. — Il est tout naturel qu'il y ait du prurit quand il y a de l'ictère ; il est parfois très violent, le corps est couvert de lésions de grattage qui peuvent saigner. Le malade se gratte le nez et peut prendre des épistaxies inquiétantes. Le malade de Jenckel prit un érysipèle. Mais, déjà avant l'ictère, le prurit peut être un signe d'intoxication de l'organisme. Il se produit par poussées, qui correspondent à des décharges de toxines. On n'observe pas d'urticaire en général. Du reste, nous n'avons pas non plus trouvé signalées les crises de prurit sans ictère et notre malade en avait nettement.

Appétit et poids. — L'appétit est ordinairement conservé (Posselt, Melnikow, Weber) ; il n'y a pas de dégoût pour les aliments gras. Posselt, et avant lui Œrtel-Horst, insistent sur *l'augmentation de l'appétit*, de même Vierordt, Dematteis, Hubrich, Bernet, Kozin. Ils parlent d'un appétit d'ogre et, grâce à cet appétit, les malades arrivent à engraisser bien que leurs forces diminuent et que le visage s'altère.

Posselt rapporte un cas où le malade prit 3 kilogrammes en vingt-quatre jours, alla de 52 kg. 5 à 55 kg. 6 ; un autre cas où le malade prit 8 kilogrammes, de 54 à 62, en deux ou trois mois ; un troisième cas où le malade prit 10 kilogrammes, de 57,5 à 67,5 ; un quatrième cas, avec 5 kg. 500. Ensuite les malades maigrissent, se cachectisent et meurent. Notre malade dépérissait petit à petit depuis deux ans.

Il y a quelques troubles digestifs. Les vomissements sont très rares, la diarrhée existe quelquefois.

Il n'y a pas de fièvre, sauf dans les cas rares où le kyste suppure, ou bien si le malade est tuberculeux.

Posselt signale souvent la polyurie.

Signes physiques. — Il y a toujours un gros foie, et le plus souvent une grosse rate. L'ictère est très fréquent et conditionne les hémorragies et les troubles visuels. Enfin, l'ascite n'est pas rare, surtout à la fin de la maladie, avec œdème des jambes.

Gros foie. — Le foie est *gros et dur*, que ce soit le lobe droit ou le lobe gauche qui soit hypertrophié. Suivant le lobe atteint, c'est l'hypocondre ou l'épigastre qui bombent. On délimite le bord inférieur par la percussion et la palpation. Souvent il descend jusqu'au-dessous de l'ombilic, parfois même jusqu'à l'épine iliaque antéro-supérieure. Dans les cas observés au début (cas Bruns), on peut sentir une véritable tumeur limitée mais c'est rare. En général, le bord inférieur n'est pas aussi tranchant que d'ordinaire : il est plus trapu, plus mousse. On ne trouve pas d'encoches le long de ce bord, sauf dans les cas tels que ceux de Bruns et de von Hacker, où l'on sentait une grosse bosselure sur le bord.

La face antérieure du foie peut être palpée facilement, si les douleurs ne sont pas trop vives. Elle est très dure, presque cartilagineuse. On ne peut y distinguer *aucune bosselure*, aucun gros noyau marronné.

On peut avoir une ébauche de fluctuation ou une sensation de molesse quand la cavité centrale a une paroi antérieure mince (Griesinger, Posselt, cas 17 et cas 8, von Hacker).

La *ponction* dans ce cas est sans danger, d'après les auteurs ; nous conseillons de ne pas la faire, à cause de l'erreur possible avec un kyste hydatique et des dangers de mort subite.

Niemeyer et Ott ont signalé l'infiltration œdémateuse des téguments de l'hypocondre droit, mais on ne l'a pas retrouvée depuis eux.

La palpation est souvent douloureuse.

On ne constate pas le frémissement hydatique de Piory.

Symptômes thoraciques. — La tuméfaction du foie s'apprécie aussi par le bouchement de la base du thorax du côté droit quand le lobe droit est pris. On dirait qu'il y a une pleurésie, d'autant plus que la matité hépatique atteint le IVe espace.

A l'auscultation, même en l'absence d'envahissement du poumon, on a de l'obscurité respiratoire, quelques râles disséminés, et souvent il faut la radioscopie ou une ponction pour affirmer qu'il n'y a pas de pleurésie.

Le cas Dematteis est un exemple typique de cette symptomatologie thoracique, à tel point qu'on constata des signes de pyopneumothorax après plusieurs ponctions évacuatrices de la cavité centrale dont le liquide était suppuré.

Il y a souvent de la dyspnée légère.

Grosse rate. — La rate est en général hypertrophiée. Frerichs dit 10 fois sur 12. Dans le cas de Carrière, dans notre cas, elle était normale.

Dans un cas de Posselt (1902), la rate était énorme, elle pesait 1.425 grammes à l'autopsie alors que le foie en pesait 2.145. Rapport = 1/1,5. Il y avait des infarctus anciens et récents. Dans le cas 8 de Posselt (1897), on mesure 18,5/11,5, de matité splénique, et à l'autopsie la rate avait 19/12/4. Dans le cas 17 de Posselt (1897), la rate pesait 610 grammes et mesurait 22/11/9.

Posselt étudie le rapport du poids de la rate à celui du foie et en fait un bon signe de diagnostic différentiel. Dans les affections cancéreuses, on n'a pas d'hypertrophie de la rate, le rapport de la rate au foie est de 1/15 à 1/50. Dans l'échinococcose alvéolaire, l'hypertrophie splénique est moyenne, le rapport varie de 1/8 à 1/11. C'est dans la cirrhose hypertrophique que la rate est relativement le plus hypertrophiée ; le rapport atteint 1/2 à 1/5.

Ictère. — L'ictère est presque la règle au bout d'un certain temps d'évolution.

L'affection rentre dans les gros foies avec ictère. Frerichs dit qu'il y a ictère 11 fois sur 13 = 84,5 pour 100. Carrière dit 15 fois sur 18 = 83,3 pour 100. Posselt dit 4 fois sur 5 = 80 pour 100.

Cet ictère se fonce de plus en plus. Il ne subit pas de rémissions ou du moins de très légères, comme dans les cas 5 et 15 de Posselt (1897). Il dure en moyenne un an et demi à deux ans avant la mort. Melnikow cite un cas où il a duré quinze ans, Posselt un autre où il a duré six ans. Parfois il ne dure que trois ou quatre semaines.

Il s'accompagne de décoloration des matières et de pigments biliaires dans l'urine. Les matières peuvent être décolorées avant l'ictère.

Dans notre cas, il manquait malgré deux ans d'évolution clinique de la maladie. Il manquait dans cinq cas de Melnikow.

L'ictère par lui-même détermine certains symptômes : c'est un *prurit* parfois très marqué ; ce sont des *hémorragies* nasales, gingivales, gastro-intestinales qui peuvent être mortelles ; ce sont des *troubles visuels*, hemeralopie (Morin, Posselt), nuage devant les yeux (Morin). On a de la bradycardie, de l'affaiblissement des bruits du cœur et de l'asthénie.

A la fin de la maladie, apparaissent les signes de l'ictère grave et les malades meurent souvent après des périodes de somnolence qui se terminent par le coma ou le marasme.

Ascite. — Elle est moitié moins fréquente que l'ictère. Frerichs dit 7 fois sur 13 = 54 °/₀, à la période où le malade peut encore vaquer à ses occupations. Elle paraît due à l'irritation du péritoine, témoin le cas Jenckel, le cas Féréol-Carrière, ou le cas Zinn ; le diagnostic fut : péritonite tuberculeuse, dans ce dernier cas.

Mais à la fin, quand la tumeur a pris un grand développement, que la veine cave est comprimée, la veine porte plus ou moins oblitérée, il y a de l'ascite avec œdème des jambes, qui confine le malade au lit et

nécessite des ponctions pour lutter contre les accidents
dyspnéiques. Le liquide est citrin, jaune, il contient
des flocons fibrineux (Jenckel), témoignant d'une inflammation subaiguë du péritoine.

Les symptômes, on le voit, n'ont rien de caractéristique. Ordinairement, c'est la tumeur que les malades
remarquent la première, puis apparaît l'ictère, et enfin,
l'ascite dans les dernières semaines avec l'œdème des
jambes, les hémorragies et la cachexie terminale. On
peut admettre 3 périodes : une période latente avec
quelques troubles digestifs et parfois tumeur, une
période d'état avec douleurs, ictère, prurit quelquefois
ascite et une période terminale avec œdèmes, hémorragies, cachexie.

FORMES CLINIQUES

On peut en distinguer trois :
1° la forme ictérique ou biliaire ;
2° la forme ascitique ou portale ;
3° la forme toxique ou cachectisante sans ictère ni
ascite.

La plupart des observations appartiennent à la première forme. Les observations de Jenckel, de Carrière,
le cas 29 Romanow Melnikow, se rapportent à la deuxième forme. L'ictère manquait dans les deux derniers.

Enfin, notre cas personnel (Mollard et Favre), est le
type de la *forme toxique cachectisante*. Le malade
depuis deux ans souffrait légèrement dans l'hypocondre

droit, mais il ne se sentait pas bien malade ; il avait
conservé appétit, mais il maigrissait un peu, et il per-
dait ses forces. Il n'avait pas d'ictère, même des sclé-
rotiques. Il n'avait pas d'ascite, mais il avait des crises
de prurit.

Nous avons recherché des cas analogues et nous
avons bien trouvé dans Melnikow des cas cachectisants
sans ictère. La plupart du temps, l'absence d'ictère
s'explique parce que la mort a été avancée par certaines circonstances. Notre malade allait peut-être prendre de l'ictère au moment où l'on a opéré, mais nous
répétons qu'il y avait deux ans que la maladie donnait
des signes cliniques, et à l'autopsie tout le lobe droit,
le lobe carré et le lobe de Spigel étaient pris par la
tumeur.

Dans le cas 16 Diakonow-Melnikow, la mort est due
à la tuberculose pulmonaire. Le malade du cas 23
(Lukin) avait une métastase cérébrale, la tumeur du
foie mesurait 16/14,5/11,5. Le malade du cas 29 eut
une poussée de granulations péritonéales à laquelle il
succomba. Ce cas pourtant se rapproche du nôtre, car
l'affection donnait des signes depuis un an et demi, le
foi pesait 5.600 grammes. Un malade de Winogravow
mourut de tuberculose pulmonaire et intestinale avec un
noyau hépatique de 24/10/5,5 ; il n'avait pas d'ictère.

*
* *

Au point de vue des signes donnés par les localisations ailleurs que dans le foie, on peut observer des
phénomènes pulmonaires qui existent du reste sans

métastases. Il faudra *examiner les crachats* au microscope pour y rechercher la chitine.

Quand le *cerveau* est pris, on a des symptômes variables d'excitation ou de paralysie. On observe du délire, des vomissements, le pouls ralenti, les pupilles serrées et enfin le coma.

PRONOSTIC

Il est *fatal*. Pourtant Posselt (cas 9, 1897) signale chez une vieille femme morte de « fibrosarcomatose pigmentaire », de petites tumeurs alvéolaires du foie *en voie de guérison* par calcification. Nous verrons aussi quelques succès opératoires.

La *durée* de l'affection est longue : onze ans dans le cas Griesinger ; cinq ans, cas Dematteis ; plus de sept ans, cas von Hacker ; le malade du cas 16 (Melkinow) avait senti une tumeur de l'hypocondre droit dix ans auparavant ; le malade du cas 15 (Melnikow) avait de l'ictère depuis quinze ans, un malade de Posselt depuis six ans. Melnikow dit que le malade de Mosetig-Moorof devait être malade depuis quinze ans. Il est mort à vingt-sept ans.

D'autre part, le Bavarois de Carrière était à Paris depuis douze ans ; le Strasbourgeois de Hayem était à Paris depuis quinze ans ; les Allemands aux Etats-Unis étaient en Amérique depuis cinq et dix ans.

CHAPITRE VII

DIAGNOSTIC CLINIQUE. — MÉTHODES DE LABORATOIRE

Le diagnostic peut-il être fait cliniquement? Oui, certainement. Nous pouvons citer le cas Haffter, le deuxième cas Morin. Prougeansky publie des cas sans vérification anatomique. Vierordt a fait le diagnostic dans deux cas. Wille, publié par Posselt (statistique) fit le diagnostic dans son deuxième cas ; Mangold, Stathausen font le diagnostic ; Romanow fait le diagnostic dans son deuxième cas ; Dobrotine (1910) fait le diagnostic. Enfin, Posselt, sur 19 cas qu'il décrit dans le Tyrol, n'en donne que 9 avec autopsie. Posselt dit qu'il a fait sept fois le diagnostic ; en tout cas, il a présenté plusieurs malades à la Société médicale d'Innsbrück en 1895, 1897, 1902 et 1904, avec le diagnostic d'échinococcose alvéolaire, et il a pu, quelques mois après, présenter les pièces le confirmant.

Du reste, une erreur est facile. Huber, de Memmingen a porté deux fois le diagnostic d'échinocoque multiloculaire (alvéolaire) ; dans un cas, c'était une cirrhose hypertrophique ; dans l'autre, c'était un cancer en amande avec grosse rate.

Pour que le diagnostic soit possible, il faut que le

malade habite ou ait habité une région où la maladie est connue.

En Suisse et dans le Tyrol, les gens du peuple appellent l'affection « jaunisse noire, schwarze Gelbsucht » ou « gilm ».

Nous croyons qu'il faudra penser à l'échinoccocose alvéolaire chez un malade atteint d'ictère chronique continu, ayant un foie gros et dur, non bosselé, une grosse rate et conservant bon appétit, augmentant même de poids, avec un bon état général et sans po ussée fébriles.

Chez nous, dans un cas semblable, on pensera volontiers à un *cancer des voies biliaires*, et nous nous rappelons à ce propos un malade atteint de cancer du confluent hépatocystique avec gros foie, chez lequel nous aurions pu émettre l'hypothèse d'échinococcose alvéolaire si nous avions connu l'affection.

Pourtant, dans le cancer primitif des voies biliaires, le foie, bien que gros, l'est moins que dans l'échinococcose alvéolaire ; la rate n'est pas grosse, comme le disent MM. Devic et Gallavardin *(Revue de Médecine,* 1901), cités par MM. Rebattu et Rhenter dans leur revue générale de la *Gazette des Hôpitaux* (1908) sur le cancer primitif des canaux biliaires. S'il y a grosse rate (4 cas connus), il y a cirrhose. Surtout, dans le cancer, l'appétit aura disparu et la cachexie est rapide.

On pourra de même penser au *cancer de la tête du pancréas ;* l'état de la rate est variable (Bard et Pic, *Revue de Médecine,* 1887) ; on sentira la vésicule et le *foie n'est pas gros,* à moins de métastase. Là aussi

là cachexie est rapide et les malades ont du dégoût.
pour la viande et les graisses.

Le *cancer du foie secondaire* à un petit cancer de
l'estomac, du gros intestin ou du corps du pancréas par
exemple, avec compression ganglionnaire, se différen-
ciera avant tout par la présence des bosselures à la
palpation du foie. Le foie est souvent très gros ; la rate
reste petite.

Le *cancer primitif du foie*, qu'il soit nodulaire ou
en amande, est très rare ; il s'accompagne de cachexie
rapide avec perte de l'appétit. L'ictère est peu fréquent ; la rate est petite. C'est un diagnostic d'exception. Ce fut le diagnostic de Jenckel et le nôtre après
l'opération.

*Voilà pour les cancers : c'est la conservation de
l'appétit et la grosse rate qui feront penser à une
tumeur alvéolaire.*

Certains diagnostics seront portés, si certains symptômes anormaux existent ou si l'on trouve certaines
affections dans les antécédents des malades.

Quand il y a de l'ascite on pourra penser soit à la
péritonite tuberculeuse (antécédents), soit à une généralisation cancéreuse (cachexie), soit à une *cirrhose de
Laennec* (alcoolisme) quand on ne peut pas apprécier
le volume du foie.

S'il y a des signes de péritonite sous-hépatique, on
pensera à la *lithiase*, l'état général étant bien conservé.

S'il existe des températures élevées par suppuration
de la cavité de dégénérescence centrale, on pourra
arriver au diagnostic d'*abcès du foie* ou bien d'*abcès
sous phrénique*. La ponction sera d'une grande utilité.

Si le malade avoue la syphilis, on pensera à la *syphilis du foie* : dans ce cas, le foie est bosselé, l'ictère est rare et l'ascite peut être abondante. Nous ne pensons pas qu'il faille nous arrêter au *foie gras* des tuberculeux et des obèses, au *foie amyloïde* des gens ayant une suppuration chronique, ni au *foie cardiaque* même au foie glacé des symphyses péricardiques.

Mais les deux diagnostics le plus souvent portés même par les médecins avertis sont ceux de

Cirrhose hypertrophique biliaire

et de Kyste hydatique ordinaire.

La *cirrhose hypertrophique biliaire* prête à confusion, car le foie est gros, régulier et la rate est grosse ; il y a de l'ictère et pas de cachexie. Mais l'ictère procède par poussées ; il y a hypercholie, les matières ne sont pas décolorées et il y a des poussées de fièvre. Le bord du foie est tranchant et la rate est très grosse par rapport au foie.

Quant au diagnostic de *kyste hydatique ordinaire*, il sera presque fatalement fait dans les pays où l'affection alvéolaire n'existe pas, quand on aura reconnu l'échinococcose par les méthodes de laboratoire ou par les symptômes cliniques. La radiographie dans ce cas a une importance primordiale. On pourra trouver le frémissement hydatique ; l'ictère est rare, la rate normale.

En fait, on a fait souvent le diagnostic de cirrhose hypertrophique du foie. Zinn fit le diagnostic de péritonite tuberculeuse. Posselt rapporte 2 cas avec le diagnostic de syphilis hépatique ; dans un cas de Melnikow (19) le diagnostic de syphilis du foie était d'autant plus plausible qu'il y avait une gomme du tibia. Flatau crut à une tumeur de l'épiploon avec réserves pour une tumeur du pancréas ou du mésentère. Dans les cas 17 et 18 de Melnikow, on avait dit cancer du foie ; dans un autre, cancer de la vésicule biliaire et du foie ; dans un autre, cholélithiase. Enfin, Weber dit qu'on a confondu avec l'échinococcose alvéolaire, des fibromes utérins ou des tumeurs ovariennes.

EXAMENS DE LABORATOIRE

Les méthodes de laboratoire ont acquis une grande importance pour le diagnostic de l'échinococcose. Nous les avons au complet dans notre cas.

Radioscopie et radiographie. — Nous avons pratiqué la radioscopie avec MM. Mollard et Favre. Nous n'avons rien vu qu'une grosse masse sombre hépatique, mais aucune circonférence régulière ni sur le bord inférieur, ni à la convexité du foie.

Posselt n'avait rien vu non plus dans le cas 17 (1897).

On sait que dans les cas de kystes hydatiques, on fait les radioscopies et les radiographies avec des dispositifs particuliers (malade purgé et à jeun dans le décubitus dorsal, après insufflation de l'estomac). On trouvera des détails dans la thèse de H. Béclère (Paris, 1910), on pourra consulter aussi l'article de Desternes dans le *Journal médical français*, 1910, p. 538. Sur les radiographies, en regardant soit sur le bord antérieur, soit à la convexité du foie, ou même, mais plus difficilement, à l'intérieur, on voit une partie de circonférence *comme tracée au compas* et qui limite la zone plus sombre du kyste.

Éosinophilie. — M. Favre a examiné le sang de notre malade et il a constaté de l'éosinophilie moyenne, une fois 3 à 4 pour 100, puis 7 jours après 5 à 6 pour 100. Nous avons trouvé dans les auteurs que la moyenne était de 4 à 8 pour 100 dans le kyste hydatique. Pourtant on a observé jusqu'à 40 pour 100 (Lœper, Cliniques de Dieulafoy 1906). Dobrotine a trouvé 11 pour 100. Posselt a trouvé dans un cas 2 à 3 pour 100, dans un autre 4,2 pour 100. Il n'en a pas trouvé dans un cas où il l'a recherchée. On voit que l'eosinophilie est faible et inconstante, de même que pour le kyste hydatique où il faut que le liquide ait transsudé pour donner les réactions humorales. D'autre part Laubry et Parvu *(Soc. méd. des hôp.* 1908) ont trouvé 4 à 5 pour 100 dans un cas de sarcome primitif du foie.

Réaction de Guedini-Weinberg *(déviation du complément).* — Elle a été pratiquée au laboratoire de parasitologie de la Faculté de Lyon, par nos amis, les Drs Garin et Massia. Elle fut très positive. L'antigène était constitué par de l'alcool dans lequel avait macéré un kyste hydatique ordinaire. Cette réaction étudiée par Guedini *(Gazz. degli ospedali,* 1906 et 1907) par Laubry et Parvu *(Soc. méd, des hôp. de Paris,* 1908 ; *Soc. de biologie,* 1908, p. 562 et 644), par Weinberg *(Ann. de l'Institut Pasteur,* juin 1909 ; *Société de biologie,* 1909, p. 133, 135, 816) par Durand Léopold dans sa thèse (Paris 1908-1909), donne en général des résultats confirmés par l'opération ou l'autopsie.

Dobrotine(1910) signale un cas d'alvéolaire où la réaction fut positive et précisément il en tire la conclusion, puisqu'on s'est servi comme antigène d'un liquide de kyste ordinaire conservé dans le formal, que le parasite de l'échinococcose alvéolaire est le même que celui du kyste hydatique ordinaire.

Faure et Labey *(Traité de Chirurgie* Le Dentu-Delbet 1910) disent : « Peut-être le sérodiagnostic tranchera-t-il la question; il est *vraisemblable qu'il sera négatif* si c'est un parasite autre que l'échinocoque ordinaire. »

Nous croyons qu'il ne faut pas aller aussi vite. Nous admettons que la réaction de Guedini-Weinberg signifie échinococcose quand elle est positive, bien que MM. Weill, Mouriquand et Gardere aient rapporté, dans le *Lyon Médical* 1911, un cas de sarcome du rein, sans kyste hydatique où la réaction avait été très positive.

Mais *est-elle capable de distinguer deux variétés voisines d'échinocoques ou même deux espéces voisines, nous ne le croyons pas.* Nous allons voir des faits analogues en biologie.

La *réaction de Wassermann,* par exemple, est positive dans le cas de pian dont le parasite est voisin du tréponème pâle; elle est même quelquefois positive dans la lèpre, la maladie du sommeil et la scarlatine dans 13 à 15 pour 100 des cas (Garin et Laurent, *Journal de physiologie et pathologie générales,* juillet 1910).

Une autre preuve que les réactions biologiques ne sont pas toujours exactement spécifiques nous est fournie par l'étude des *coagglutinations et des cofixations mycosiques* (sporotrichose et actinomycose) étudiées par F. Widal et Abrami, Séro-diagnostic de la sporotrichose par la sporoagglutination. La coagglutination mycosique et son application au diagnostic de l'actinomycose. La réaction de fixation *(Soc. méd. des hôp. de Paris,* 1908, p. 947) par F. Widal. Le sérodiagnostic de l'actinomycose, coagglutinations et cofixations mycosiques *(Livre jubilaire* du professeur .J. Teissier de Lyon, 1910).

Nous concluons que eosinophilie, réaction de Guedini-Weinberg signifient simplement échinococcose.

CHAPITRE VIII

DIAGNOSTIC ANATOMO-PATHOLOGIQUE

Le diagnostic est aisé pour qui connaît l'affection. Les caractères macroscopiques sont bien tranchés. Mais on se trompe facilement dans les pays où les cas sont exceptionnels. Baumgarten s'est trompé dans le cas Jenckel : il a fait le diagnostic de cancer alvéolaire. Nous-même avons admis pendant quelque temps ce diagnostic dans notre cas.

Nous éliminons rapidement la *maladie kystique du foie*, affection congénitale qui coexiste en général avec une dégénérescence kystique des reins. Au microscope les kystes sont limités par une couche épithéliale.

Quand on se trompe, on fait le plus souvent le diagnostic de *cancer alvéolaire ou de cancer colloïde du foie*, d'autant plus facilement que l'on peut trouver des métastases.

Ce fut le diagnostic de Buhl, de Luschka et de Zeller avant que Virchow ait démontré la nature parasitaire de l'affection. On a retrouvé dans les musées anatomopathologiques, des pièces étiquetées cancer alvéolaire et on a reconnu qu'il s'agissait d'échino-coccose alvéolaire.

Frerichs se demande si les cas décrits par Meyer au musée de Zurich, (1854) par Dittrich au musée de Prague (1848), par J. Wilks au musée de Guy's Hospital ne sont pas des échinococcoses alvéolaires. Böttcher (1858) en a trouvé au musée de Dorpat, Leuckart (1863) rapporte un cas du musée de Giessen.

Rien ne s'oppose à l'existence du cancer alvéolaire ou colloïde du foie. Frerichs cite les cas Luschka, Van der Byl et un cas Frerichs. Nous rapprocherions volontiers du cancer colloïde le cas de myxome kystique du foie présenté par Cornil et Cazalis à la Société anatomique, 1872, p. 75. Il s'agissait d'une enfant de huit mois. Le foie pesait 2.020 grammes. La tumeur est colloïde, c'est une gelée jaune clair criblée de cavités arrondies dont deux sont comme une petite orange, la plupart comme une prune ou un pois. Au microscope, l'examen du tissu frais ne montre pas de vésicules de chitine mais beaucoup de cellules plates ou sphériques.

Peut-être des *métastases colloïdes d'un cancer thyroïdien* peuvent-elles donner l'aspect de cancer colloïde du foie.

En tout cas, nous ne trouvons pas décrit macroscopiquement le cancer alvéolaire dans les auteurs classiques, en particulier dans le beau livre de Hanot et Gilbert sur les maladies du foie (Paris, 1888), où le cancer primitif du foie est longuement traité. On n'en trouve pas mention dans la revue générale de Garin et Cremieu *(Gaz. des Hôpitaux*, 1909). Mais nous trouvons le mot alvéolaire appliqué à une variété histologique de cancer du foie, sans qu'il y ait d'alvéoles ou de substance colloïde à l'aspect macroscopique. Nous croyons qu'il y a là une confusion de mots regrettable.

Le *cancer en amande* ne prête pas à confusion ; il est de consistance molle, blanchâtre et donne du suc cancéreux par raclage. Pourtant, on pourra avoir besoin du microscope pour identifier de petits noyaux alvéolaires au début à aspect feutré de noyaux d'*adeno-cancer*, blancs, jaunâtres, ou jaunes d'or variant d'un grain de mil à une noisette, d'autant que la rate est hypertrophiée à cause de la cirrhose. De même, on devra savoir hésiter devant certaines masses caséeuses d'une *syphilis gommeuse.*

Dans un autre ordre d'idées, l'examen microscopique est parfois nécessaire pour ne pas confondre certains noyaux métastatiques du poumon avec des tubercules ou des gommes.

En tous cas, le meilleur moyen de lever sûrement tous les doutes est de faire l'examen histologique qui ne trompe pas. La seule présence des lamelles de chitine suffit à affirmer l'origine échinococcique de la maladie.

Il n'y a qu'un point qui restera parfois difficile, c'est de savoir si certains granulomes de la zône d'envahissement du foie sont de la tuberculose. Il faudrait pour l'affirmer trouver des bacilles.

CHAPITRE IX

CRITIQUE DE CERTAINS CAS FRANÇAIS

Nous avons cru devoir faire une critique de certains cas qui sont publiés soit par leurs auteurs soit par les auteurs étrangers comme échinococcose alvéolaire et qui ne sont que des kystes multiples.

En général, les auteurs les intitulent « kyste multiloculaire », mais ils les assimilent au cas de Carrière et aux cas étrangers d'alvéolaire vrai.

Melnikow cite Leflaive, Sargnon et Terrillon ; Posselt cite Gerin-Roze, Leflaive, Terrillon, Sargnon, Reboul, Cassoute et Rénon ; Dévé fait la critique du cas Bousquet-Bruyant et du cas Rénon ; Bruns et von Hacker citent Terrillon. Les cas que nous allons envisager sont ceux de Gerin-Roze, Leflaive, Terrillon, Reboul, Cassoute, Sargnon, Bousquet-Bruyant et Rénon [1].

---

[1] Gerin-Roze. — *Société méd. des hôp. de Paris,* 1886, 3e série, p. 66.

Leflaive. — *Progrès médical,* 1886, no 52, et *Soc. anatomique,* 25 juillet 1886.

Terrillon. — *Bull. de l'Acad. de méd.,* 1891, n° 3, p. 75.

Reboul . — *Marseille médical,* 1893, XXX, p. 89.

Cassoute . — *Marseille médical ,* 1893, XXX, p. 226.

Gerin-Roze (kyste hydatique du foie, guérison), rapporte l'observation d'un malade auquel il ponctionna un kyste hydatique et retira 150 grammes de liquide *clair comme de l'eau de roche*, contenant de *nombreux crochets*. Mais, la tumeur persistant, une deuxième ponction ramena 60 gr. d'un liquide visqueux, louche. La tumeur fut ouverte au thermo-cautère, mais on dut ouvrir successivement trois poches de plus en plus profondes d'où sortirent des *multitudes d'hydatides*, dont les plus petites étaient comme des noisettes.

Il s'agit, sans aucun doute, d'un cas de kystes multiples ; du reste, Gerin-Roze ne donne pas son cas comme alvéolaire ; nous l'avons discuté uniquement parce que Posselt le cite.

Leflaive rapporte une observation de kyste hydatique du foie à développement exogène avec ouverture spontanée à l'épigastre.

Nous faisons abstraction d'un kyste à point de départ ovarien pour ne nous occuper que du foie. Ce qui peut prêter à confusion, c'est qu'on trouva le lobe gauche réduit à l'état de moignon fibreux, creusé d'une cavité irrégulière de 12 centimètres sur 6 centimètres. La paroi était épaisse, la face interne irrégulière, ayant l'apparence d'un *vieux morceau de bois vermoulu*. Cette cavité communique avec la paroi abdominale par un trajet fistuleux. Tout autour de la cavité principale, il y a de petits diverticules de la cavité qui communiquent avec elle par de petits orifices.

Au microscope, dans le lobe gauche, le tissu hépatique *est presque complètement remplacé par du tissu fibreux*. Leflaive compare son cas au kyste à développement exogène des animaux et à celui des os décrit par Gangolphe.

Sargnon. — *Soc. nationale de méd. de Lyon*, nov. 1897, et *Lyon médical*, 1897, p. 475 ; *Lyon méd.*, 1898, p. 254.

Bousquet. — *Congrès de chir. de Paris*, oct. 1898, p. 373.

Renon. — *Soc. de biologie*, 1900, n° 7, p. 167, et *Soc. méd. des hôp. de Paris*, 1900, p. 493.

Il se demande si on a raison de le comparer à la tumeur alvéolaire de Carrière.

Contre l'opinion d'une tumeur alvéolaire de Carrière, il y a ce fait qu'on trouve des *hydatides séparées*, dans un diverticule et dans une cavité sous le diaphragme, mais c'est surtout l'évolution clinique qui nous donne la solution, en nous apprenant qu'il sortait par la fistule des *hydatides comme des haricots ou des cerises bien gonflées de liquide.* Un jour qu'on dilata la fistule, il sortit un demi-litre d'hydatides, dont certaines auraient atteint le volume d'un œuf de pigeon.

Nous admettons qu'il s'agit d'un kyste uniloculaire du foie qui se fistulisa, se vida et dont les parois, rapprochées par affaissement, créèrent la cavité avec diverticules, tout cela accompagné d'inflammation périkystique et de sclérose.

Terrillon (ablation d'un morceau de foie rempli de petits kystes hydatiques par la ligature élastique, guérison), trouva une grappe de kystes contenant chacun *15 à 20 grammes de liquide transparent*, et formant une tumeur comme deux poings. Il mit une ligature élastique à la base et la tumeur s'élimina sans accidents. C'est là un kyste multiloculaire du péritoine, peut-être secondaire, mais on ne connaît pas l'état du foie.

Reboul (Diagnostic et traitement des kystes hydatiques multiloculaires du foie), compare son cas à ceux de Carrière et de Brunner. Il n'est pas douteux qu'il s'agit ici d'un cas de kystes multiples, « deux ou trois grandes cavités dont l'une atteint le volume d'une tête d'adulte », « liquide eau de roche caractéristique ».

Cassoute (kyste multiloculaire du foie), rapporte un cas où il y avait dans le foie d'une jeune fille de quatorze ans, trois poches assez grandes, contenant un liquide clair pathognomonique. Il s'agit de kystes multiples.

Sargnon observa, dans le service du professeur Poncet, un malade dont il présente l'observation sous le titre : « kyste hydatique aréolaire du foie, pris pour un cancer à l'opération ». On avait trouvé le frémissement hydatique. La laparotomie montra, sur la face antérieure du foie, une masse ressemblant à s'y méprendre à des noyaux carcinomateux. A l'autopsie, on trouva un grand nombre de petits kystes hydatiques.

Posselt, d'après cette communication, pense qu'il s'agit de kystes multiples ; pourtant, il ne conclut pas fermement, car il a lu alvéolaire au lieu de aréolaire.

Quelque temps après sa communication, Sargnon fit paraître, sur ce cas, un article dans le *Lyon Médical* : « Un cas de kyste hydatique multinodulaire du foie, pris, au cours de l'opération, pour un cancer secondaire, et reconnu à l'autopsie comme kyste hydatique. »

Il rappelle les petits noyaux jaunâtres sur la face antérieure du foie qui ressemblaient aux taches de bougie, mais en plus grand. Dans le foie, il y a une grosse masse profonde.

L'autopsie, pratiquée par le D⁰ Devic, confirma l'aspect de masses cancéreuses secondaires à contenu colloïde, masses variant d'une noisette à une grosse noix, indépendantes. Dans ces masses, il y a un *liquide clair comme de l'eau de roche et des vésicules filles*. Il y a plusieurs kystes dans le lobe droit et à la face inférieure du foie, il y a trois poches, dont l'une contient 300 grammes de liquide hydatique avec vésicules filles.

Il n'y a absolument aucun doute ; il s'agit de kystes hydatiques multiples.

Le cas Bousquet a été examiné par Dévé sous le nom de cas Bruyant et reconnu comme cas de kystes hydatiques multiples. Il s'agissait de kystes multiples du foie, de l'épiploon et du péritoine, qui renfermaient *un liquide eau de roche et des vésicules filles*.

Il y a 50 kystes sur l'épiploon allant jusqu'à une mandarine. Dans le foie, il y a 17 kystes, l'un de 475 centimètres carrés, un autre de 400, etc. « Peut-être, dit Bousquet, y a-t-il quelque analogie avec la tumeur hydatique alvéolaire de Carrière. Nous pouvons répondre avec certitude qu'il n'y a aucune analogie. Ce sont des kystes multiples.

Enfin RÉNON (Echinocoques multiloculaires (alvéolaires) de la plèvre et du poumon droit, observés chez un Français) publie son cas comme le premier cas de tumeur alvéolaire observée chez un Français. Dévé a examiné la pièce et conclut à des kystes hydatiques multiples. Le malade mourut d'un pyopneumothorax causé par la rupture d'un kyste hydatique. Il n'y a qu'une chose qui pouvait faire songer à la tumeur alvéolaire, c'est que la tumeur était dure, cartilagineuse. Mais on a retiré de la masse un *liquide clair comme de l'eau de roche, avec crochets*. Il y a trois tumeurs polykystiques dans la plèvre : dans l'une, il y a une cavité *comme une noix*, dans une autre, une cavité *comme une mandarine*, qui sont entourées de kystes de grosseurs décroissantes, jusqu'à un grain de millet.

Le foie était sain. Il s'agit de kystes hydatiques multiloculaires, mais nullement alvéolaires.

Nous concluons que tous ces cas se rapportent à des kystes hydatiques multiples ou à des kystes multiloculaires, mais non alvéolaires.

Nous ne conservons comme cas observés chez des Français que le cas Hayem, le cas Dematteis, le cas Marchand et Adam et le nôtre (cas Mollard et Favre).

CHAPITRE X

ÉCHINOCOCCOSE ALVÉOLAIRE DES OS

Cette question nous a intéressé particulièrement. Les kystes des os sont, en effet, le type de l'échinococcose multiloculaire, mais ne sont pas du tout des tumeurs alvéolaires. Virchow les considère comme alvéolaires, Vierordt aussi. GANGOLPHE, dans sa thèse d'agrégation de 1886, a fait le premier travail classique sur la question. Il reproduit ses idées dans son *Traité des maladies infectieuses et parasitaires des os*, Paris, 1894.

Or, Gangolphe cite Virchow et la thèse de Carrière sur la tumeur alvéolaire du foie et des poumons.

Il rapporte cinq cas de kystes uniloculaires dont trois dans le sinus frontal, et il considère les autres cas comme des kystes multiloculaires analogues à la tumeur de Carrière.

Ce qui peut faire croire à de l'alvéolaire, ce sont les *petites cavités kystiques* disséminées dans l'os et dans les séquestres. C'est aussi l'existence d'une *cavité de nécrose centrale* à contenu « soupe aux pois ». Gangolphe dit : « c'est à juste titre que l'on pouvait appliquer à cette variété l'épithète d'ulcéreuse attribuée par Virchow à la tumeur hydatique multiloculaire du foie. »

Mais il manque le *tissu caséeux* entre les vésicules ; Gangolphe avoue qu' « il paraît manquer dans la plupart des kystes multiculaires des os. »

Il y a aussi des *vésicules filles libres, dans la cavité centrale.* Elles peuvent être très nombreuses (obs. 45, 49, 5o). Elles *contiennent un liquide eau de roche* et atteignent un volume variable. Les vésicules intraosseuses peuvent atteindre le volume d'une noisette (obs. 18, 28, 41, 44), d'un grain de raisin (obs. 10), d'une grosse fève (obs. 21), d'une noix (obs. 22, 29), d'un œuf de pigeon (obs. 14, 17), d'un œuf de poule (obs. 1, 6, 42), d'un œuf d'oie (obs. 3o) d'un poing d'enfant (obs. 19, 36). Elles sont parfois accolées comme des grains de raisin. Entre le kyste et l'os, il y a une membrane conjonctive. Quand les vésicules envahissent les tissus périosseux, elles atteignent le volume d'une noix. S'il y en a dans d'autres organes, ce sont des kystes uniloculaires.

Si le kyste hydatique des os est multiloculaire, c'est que la vésicule hydatique doit se développer dans un tissu très résistant, elle doit ronger les travées osseuses, à mesure qu'elle les rencontre, et se glisser dans toutes les cavités qu'elle trouve devant elle. S'il y a une cavité de nécrose à contenu « soupe aux pois » (Gangolphe), cette cavité n'est pas due à la fonte d'un tissu de coagulation, mais il s'est formé des séquestres comme dans toutes les inflammations osseuses par suite d'oblitérations vasculaires ; ce qui le prouve, c'est que les séquestres sont infiltrés de vésicules et contiennent de l'os. Dans le cas de tumeur alvéolaire, il n'y aurait plus d'os dans les séquestres.

Nous allons passer en revue les autres travaux sur la question :

Carrière critique l'opinion de Ott qui assimile les kystes des os aux tumeurs alvéolaires, car il n'y trouve pas cette formation « d'un tissu nouveau qui remplace celui de l'organe atteint, ni surtout cette tendance à l'ulcération ».

Mauclaire, Poncet, dans les traités de chirurgie, Le Dentu-Delbet, Duplay-Reclus, donnent des kystes hydatiques des os une description analogue à celle de Gangolphe, mais ne parlent pas d'alvéolaires.

Wilms, de Leipzig (service du professeur Trendelenbourg) publie, en 1898, un cas d'échinococcose multiloculaire de la colonne vertébrale et fait une comparaison entre l'échinocoque multiloculaire et l'hydatique. Il admet que l'échinocoque des os est multiloculaire, ce qui veut dire pourlui alvéolaire. Son cas est intéressant. Le diagnostic était mal de Pott, et on trouva dans un corps vertébral des vésicules hydatiques réunies par des étranglements. Elles avaient le volume d'un pois. Le tissu paravertébral était envahi et les vésicules y étaient *plus grosses et à contenu liquide*. Il n'y avait *pas de tissu caséeux*.

Il s'agit d'un kyste multiloculaire.

Wilms demande qu'on distingue les kystes hydatiques en grands, moyens et petits kystes : c'est nier la spécificité de la tumeur alvéolaire.

Abée Conrad, de Marbourg, publie, en 1899. deux

cas d'échinococcose alvéolaire du foie, en Hesse et à Waldeck et dans le même article il rapporte un cas d'échinococcose de la hanche et du bassin, mais il n'a pas eu l'idée d'en faire de l'alvéolaire, car il y a des vésicules filles dans une grande cavité. Il critique Wilms, admet que son cas est un cas de kyste multiloculaire.

Posselt (1899), dit qu'on ne connaît rien de précis au sujet de l'échinococcose alvéolaires des os.

Brentano et Benda, du service du professeur Körte à Berlin, communiquent en 1899 l'observation d'un homme de soixante et un ans, de Maler, n'ayant jamais quitté l'Allemagne du Nord, qui fut opéré et guéri pour un échinocoque multiloculaire du bassin, avec envahissement des parties molles. La tumeur avait la structure alvéolaire macroscopiquement et microscopiquement, *aussi bien dans les parties molles que dans l'os*. C'était une sorte de carie.

Dévé (1903), conclut de l'examen de quelques pièces, que le kyste multiloculaire des os, assimilé par la plupart des auteurs à l'échinococcose alvéolaire, n'offre que de très grossières analogies avec celle-ci. Toutes les observations rapportés dans notre pays dépendent de l'échinococcose hydatique.

Elenevsky, de Charkow, élève de Melnikow, publie, en 1907, sept observations d'échinococcose alvéolaire, et parmi celles-ci on en trouve une avec métastases dans le diaphragme, le poumon, la surrénale et les os (colonne vertébrale et côtes).

On avait diagnostiqué une carie de la colonne et des côtes, il y avait deux fistules purulentes dans le dos.

A l'autopsie, la VIIe et la VIIIe vertèbres dorsales étaient envahies par l'échinocoque alvéolaire, de même que la IIe côte droite. Macroscopiquement, la tumeur était moitié dans l'os, moitié dans les parties molles voisines. Il y avait une *cavité de ramollissement centrale*. A la coupe, la paroi de la cavité ressemblait à une paroi d'abcès froid. L'aspect de la tumeur était tout à fait celui d'une carie osseuse tuberculeuse, c'était une *masse caséeuse* grossièrement poreuse. « Le tissu est dur, gris blanc, semblable au noyau alvéolaire du foie, mais *on ne soupçonnait pas la présence de vésicules* » qui furent découvertes à l'examen au microscope.

Du côté de la côte, il y avait seulement tendance à l'encapsulation des vésicules. Entre les lamelles osseuses malades, il y avait des élements jeunes de granulation.

Elenevsky pense que ce sont les parties molles, le périoste en particulier, qui ont été atteintes les premières, et l'os par propagation. Il rappelle un cas de Kanzow cité par Virchow où le foie était affecté aussi, mais l'observation est trop peu détaillée. Il discute et rejette les cas de Hahn (grosse vésicule uniloculaire dans le creux poplité), de Trendelenbourg, d'Ernst Müller où il y avait du liquide hydatique et où la réaction caséeuse n'est pas indiquée. Il donne le cas Wilms comme multiloculaire. Il n'admet comme alvéolaire que le cas Brentano et Benda, mais pense que, là aussi, les parties molles ont été atteintes les premières. Il trouve du reste l'examen histologique insuffisant.

Reich, de Tübingen, élève du professeur Bruns,

dans un pays où l'on connaît l'alvéolaire, fait, en 1909, une étude sur l'échinococcose des os longs. Il admet qu'il y a quelques cas de kystes uniloculaires, que la plupart des cas sont des kystes multiloculaires avec prolifération exogène. Enfin, *il admet deux cas d'échinococcose alvéolaire vraie, les cas Brentano et Benda, et Elenevsky.*

Il rejette les cas Virchow, Bergmann, Hahn. Wilms, il publie lui-même un cas personnel d'echinococcose des os en Würtemberg et en fait un kyste multiloculaire non alvéolaire.

Nous pouvons conclure de cette étude, avec Elenevsky :

1° On observe dans les os *quelques cas de kystes uniloculaires*, principalement dans les diaphyses et dans les sinus de la face ;

2° *La plupart des kystes hydatiques des os sont dus à des hydatides multiples avec prolifération exogène ou à la forme multiloculaire vraie*. Cela est dû à ce que *le tissu* osseux se laisse envahir difficilement.

Dans les os plats et les os larges, et dans les épiphyses, on observe cette forme, principalement dans le bassin, la colonne vertébrale, les côtes, le sternum. On peut l'observer aussi dans les diaphyses à côté de grands kystes. La tumeur est parfois entourée d'une capsule fibreuse avec restes de tissu osseux. A la coupe, on trouve des cavités de dégénérescences avec de nombreuses petites vésicules visibles à l'œil nu remplies de liquide. Dans la cavité de dégénérescence, il y a des détritus purulents « soupe aux pois » et des séquestres qui sont eux-mêmes farcis de fines vésicules ;

3° Enfin on peut trouver dans les os des *tumeurs alvéolaires*. On en connaît deux cas (Brentano et Benda, Elenevsky). Dans le cas Elenevsky, ce sont des métastases.

Elles se caractérisent ainsi :

La tumeur est développée partie dans l'os, partie dans les parties molles environnantes. C'est une tumeur caséeuse. A l'œil nu, on ne distingue pas les vésicules. Cela ressemble à un processus de carie qui ne se différencie pas des autres caries (tuberculose, syphilis, actinomycose). C'est *le parasite* qui, par ses toxines, produit là ce qu'il produit partout où il se trouve.

CHAPITRE XI

ECHINOCOCCOSE MULTILOCULAIRE DES ANIMAUX

Nous n'avons pu consulter les travaux des vétérinaires allemands sur la question. Nous nous contenterons de discuter d'après les travaux des médecins.

HISTORIQUE

Huber, en 1861, décrit, dans un foie de bœuf, à côté d'un kyste uniloculaire gros comme le poing, une tumeur alvéolaire sans scolex.

Ensuite, on trouve successivement décrits chez le bœuf, un cas de Perroncito (1871), deux cas de Harms (1872), trois cas de Bollinger (1875), un cas de Brinsteiner (1884), un de Grimm (1886) et un de Röll.

Johne (Dresde, 1888), décrit un cas chez le bœuf et un chez le porc.

Guillebeau, de Berne (1890), pense que tous les cas décrits ne sont pas indiscutables. Il décrit un cas chez une vache du canton de Saint-Gall.

Müller, Arthur (1891), étudie un cas dans le foie d'un porc.

Cette même année 1891, paraît le principal travail

sur la question, celui d'Ostertag, de Berlin. On y trouve décrits au moins vingt-trois cas observés chez le bœuf en treize mois, à l'abattoir de Berlin, un seul cas dans la plèvre d'un porc, mais pas un cas chez le mouton.

Certains cas sont intéressants par la localisation à la rate, au rein gauche et au foie, à la plèvre et au foie ; par le nombre des tumeurs, 29 dans un cas ; par l'encapsulation dans 1 cas ; par la coexistence de tuberculose dans 2 cas ; par la coexistence de kystes uniloculaires dans 6 cas.

Ostestag, dit que chez les bœufs la maladie diffère de celle de l'homme par l'absence de cavité centrale, les dimensions plus grandes de certains alvéoles, le moindre développement du tissu conjonctif.

Chez le porc, la tumeur rappelle celle de l'homme.

Walley (1892) décrit deux cas chez le porc et le mouton.

Bucher (1896) a trouvé une échinococcose alvéolaire du foie et des poumons chez une vache. Le foie pesait 50 kilogrammes.

Schmidt (Dresde, 1897) rapporte un cas de kyste multiloculaire dans le foie et le poumon d'un mouton.

Mœbius (Dresde, 1897) un cas de kyste multiloculaire dans le foie et le poumon d'un mouton.

Ströse (1898) rapporte un cas dans le foie d'un porc.

Wegener (1898), un cas chez le bœuf.

Raillet et Morot (1898) trouvent dix-huit cas d'échinococcose multiloculaire chez des bêtes à cornes et des moutons à l'abattoir de Troyes. Ils disent que cette affection est identique aux tumeurs alvéolaires de l'homme décrites par Virchow, Carrière. Ils signalent la coexistence de kystes uniloculaires. Ils décrivent, dans un poumon, des vésicules-filles et des loges comme des noix.

Posselt (1900) parle de l'échinococcose des animaux, signale la coexistence de l'hydatique et de l'alvéolaire dans le poumon d'un bœuf, donne la photographie d'un noyau dans un foie de vache, qu'il compare avec la photographie d'un noyau, dans un foie d'homme.

Melnikow (1901) dit que l'affection est fréquente chez les bœufs abattus à Moscou. Il a examiné huit pièces venant de Moscou, Münich, Berlin et Fribourg, et il conclut qu'il y a beaucoup de ressemblance entre l'alvéolaire de l'homme et celui de l'animal; il signale la coexistence de l'échinocoque uniloculaire et du multiloculaire, du multiloculaire et de la tuberculose chez le même animal.

Il signale aussi ce fait que la cavité centrale est absente, qu'on trouve rarement des scolex, que le développement conjonctif et la dégénérescence caséeuse sont peu apparents, que les alvéoles sont plus grands que chez l'homme.

Mais les réactions biologiques et les modifications histologiques sont les mêmes chez l'homme et chez les animaux (embryons ovoïdes, gigantoblastes, formes jeunes, granulômes). Il n'y a pas de différence essentielle, dit Melnikow.

Dévé (1905), d'après l'étude d'un échantillon de Raillet et Morot, conclut que les deux formes parasiaires sont essentiellement distinctes. Il se base sur des différences macroscopiques : « Alors que la tumeur, chez l'homme, est une *néoplasie d'allure maligne* », chez les bœufs, « l'affection rappelle l'aspect d'une lésion tuberculeuse, sa section est comparable à celle d'un chou-fleur. Elle présente une charpente fibroïde, ordonnée avec une certaine régularité, limitant des cavités relativement larges qui communiquent entre elles par un ou deux orifices étroits et qui sont comblées par un magma gélatiniforme, de couleur jaune d'or, précocement chargé de concrétions calcaires. Agitée dans l'eau, cette masse gélatiniforme, qui s'énuclée facilement de son kyste fibreux, se montre constituée par de larges et minces membranes hydatiques plissées, chiffonnées. Au milieu de ces membranes et leur adhérant plus ou moins, on rencontre des vésicules filles exogènes, fragiles. Quelque volume qu'elle atteigne, jamais la tumeur ne présente de nécrose centrale. Ses cavités sont de taille variable, rarement inférieure à celle d'un pois ; elles atteignent parfois de grandes dimensions et peuvent contenir de larges vésicules pleines de liquide limpide. On constate souvent sur une même pièce toutes les transitions entre la forme multiloculaire et la forme hydatique. La lésion n'a aucune tendance à l'infiltration à distance ; elle n'envahit jamais les vaisseaux sanguins ni lymphathiques ; elle conserve toujours les caractères d'une néoplasie *circonscrite*, bénigne. »

Il trouve aussi les différences microscopiques et zoologiques : « Les cavités sont communes à plusieurs vésicules parasitaires qui se montrent le plus souvent affaissées, leurs parois plissées et partiellement symphysées. Ces formations cuticulaires sont habituellement plongées dans une substance caséeuse grenue qui, de bonne heure, se charge de sels calcaires. A la périphérie de la cavité, la membrane vésiculaire ne repose pas sur un tissu fibroïde; elle est en rapport avec une couche cellulaire adventice. Au contact même de la cuticule parasitaire, à laquelle elles paraissent adhérer, les cellules adventices prennent un aspect épithélioïde très particulier, donnant l'apparence d'un revêtement épithélial cylindrique. La cuticule parasitaire hyaline, feuilletée dans certaines vésicules, reste dans d'autres mince et non stratifiée; sa germinale est réduite à quelques rares granulations faiblement eosinophiles, très pauvres en glycogène. Ces membranes, si elles donnent volontiers naissance à des hydatides cuticulaires, demeurent par contre acéphalocystes. La lésion progresse par développement excentrique des vésicules exogènes. »

Jenckel (1907) dit qu'à Göttingen on trouve souvent des tumeurs alvéolaires dans le foie du porc.

RÉSUMÉ

Chez le bœuf. — Les noyaux sont souvent petits, comme une noisette, une noix, peut-être parce que les animaux sont sacrifiés jeunes, mais ils peuvent atteindre le volume de deux poings. Ils sont souvent multiples. Ils atteignent en général la capsule de Glisson et y forment des saillies perlées. Les alvéoles ont jusqu'à 1 cent. 5 de diamètre, parfois plus. Il y a peu de tissu caséeux, mais plutôt calcification. Pas de cavité centrale, sauf dans un cas d'Ostertag dans trois petits noyaux. On observe rarement des scolex.

Chez le porc. — Il y a quatre cas décrits dans la littérature. D'après Ostertag, la tumeur ressemblerait à celle de l'homme.

Chez le mouton. — Il semble bien que ce soient toujours des kystes multiloculaires, mais non alvéolaires. Dévé décrit dans un ganglion trachéobronchique de mouton un aspect multiloculaire typique dû aux diverticules multiples d'une seule et même cavité.

DISCUSSION

Nous pensons que les différences observées chez le bœuf tiennent à deux conditions :

1° Les animaux sont sacrifiés avant le développement complet, avant l'apparition d'une cavité centrale ;

2° Le foie du bœuf peut réagir autrement que le foie de l'homme, contre l'échinocoque alvéolaire.

Nous croyons que les tumeurs du mouton ne sont pas alvéolaires ;

Que les tumeurs du foie du porc ressemblent à celles du foie humain ;

Que chez le bœuf il doit y avoir des cas qui sont des kystes multiloculaires (ceux de Raillet et Morot en particulier), mais rien ne prouve que certains cas ne soient pas véritablement des tumeurs alvéolaires, et nous sommes en droit de nous étonner en voyant que Guillebeau, Posselt, Melnikow, qui connaissent bien la maladie chez l'homme, ont admis l'identité des tumeurs alvéolaires chez l'homme et les animaux, ils avaient sans doute de bonnes raisons pour cela.

Ce seront les expériences d'ingestion au chien et de réinfection de jeunes animaux avec les ténias qui pourront trancher la question. Nous n'avons pas lu qu'elles aient été faites.

CHAPITRE XII

SCHÉMA D'UNE ÉTUDE ANATOMIQUE ET EXPÉRIMENTALE D'UNE TUMEUR ALVÉOLAIRE

Il est important de savoir ce qu'il faut faire pour étudier complètement un cas. Les médecins qui se trouvent en présence d'un cas sporadique n'en ont, en général, jamais observé, et il est difficile qu'ils aient présents à l'esprit les détails anatomo-pathologiques et parasitologiques.

I. **Remarques générales.** — Il faut examiner spécialement à l'autopsie : le foie, la rate, les poumons, le cerveau, les surrénales, les reins, les ganglions abdominaux et thoraciques, le diaphragme pour rechercher les propagations et les métastases.

Il ne faudra pas confondre les noyaux métastatiques dans le poumon, par exemple, avec des gommes ou des tubercules. Il faudra prélever des fragments pour l'examen histologique et même rechercher les bacilles.

II. **Examen du foie.** — Il faut étudier les rapports de la tumeur avec les organes voisins, peser le foie (et aussi la rate), noter les dimensions du foie, le lobe atteint, l'état de la surface péritonéale, l'état du bord antérieur ; faire des coupes multiples pour rechercher les noyaux petits ; noter les dimensions des noyaux et des cavités ; noter les dimensions des alvéoles, la coloration, la dureté du tissu de la tumeur.

Il faut examiner les alvéoles à la loupe et rechercher les scolex qui se présentent comme des points noirs très fins. Ils peuvent avoir l'aspect du frai de poisson s'ils sont en grande quantité. Il faut extraire le contenu des alvéoles, l'étaler et examiner les endroits ponctués au microscope. On a plus de chance de rencontrer des scolex dans les ganglions et dans les points les moins caséeux de la tumeur. Les régions ou l'on a trouvé des scolex seront notées ; c'est là qu'on prendra les morceaux à faire ingérer aux animaux d'expérience.

On notera la forme, les festons, les pointes de la couche limite.

On prendra des fragments pour l'examen microscopique, en des régions multiples ; il faudra prendre un fragment de la région non envahie, un fragment de la couche limite et dans la tumeur, choisir une zône ayant beaucoup d'alvéoles bien formés, prendre un fragment comprenant la capsule de Glisson et un autre comprenant la paroi de la cavité centrale.

Il faudra prendre des fragments des noyaux métastatiques, principalement des ganglions du hile.

Chaque observateur mettra les fragments prélevés dans les liquides fixateurs qu'il emploie d'ordinaire. On peut conseiller l'alcool, le Müller, le Bouin, le Telly, etc.

On conservera toute la pièce dans le formol.

III. **Expériences sur les animaux**. — On prendra des chiens jeunes, de préférence sevrés depuis peu. On leur fera prendre un anthelmintique (extrait de fougère mâle par exemple) et un purgatif. On examinera les matières fécales au point de vue parasitologique.

On fait ingérer des morceaux de la tumeur (5o grammes par exemple) aussitôt que possible après l'opération ou l'autopsie ; les morceaux seront pris dans les zones reconnues fertiles au microscope. Il sera bon de prendre plusieurs chiens de races différentes.

Les animaux seront sacrifiés au bout d'un laps de temps suffisant, deux mois par exemple, non pas tous en même temps, mais à des dates différentes. On étudiera les ténias obtenus au point de vue zoologique.

Ensuite on fera ingérer les ténias obtenus à des animaux jeunes dont on aura vérifié les matières fécales. Il sera bon de ne pas leur donner d'anthelmintique trop peu de temps avant l'ingestion. On emploiera, comme fait Dévé, des gorets, des lapins, des cobayes, des écureuils. Si l'on peut on prendra des agneaux ou des veaux. Les animaux seront sacrifiés au bout d'un temps aussi long que possible.

Enfin pour être complet, nous signalons les desiderata de Melnikow-Raswedenkow : celui-ci voudrait qu'on essaie de prouver la reproduction du parasite par les embryons ovoïdes ou les formes jeunes sans hôte intermédiaire. On prendra des chiens, des lapins, des cobayes, des souris.

1° Aux uns, on fera des injections sous-cutanées ou intra péritonéales du contenu des alvéoles fertiles et de particules de la couche limite, triturées dans du sérum.

2° A d'autres, on fera des injections intraveineuses d'une émulsion dans laquelle de petites particules de la tumeur seront en suspension.

Melnikow conseille de préparer l'émulsion, suivant la méthode de Roux-Chamberland, pour la préparation du vaccin du charbon.

CHAPITRE XIII

TRAITEMENT

Les cas où l'on a constaté une guérison spontanée sont exceptionnels.

Il serait donc à souhaiter que nous puissions appliquer un traitement efficace à cette maladie fatalement mortelle.

La *prophylaxie* réside dans la surveillance des abattoirs.

On a proposé un traitement médical : De Renzi (*Berliner klin. Wochen.*, 14 décembre 1908, p. 2.216) a vanté l'efficacité thérapeutique de l'extrait éthéré de fougère mâle à l'égard de la cysticercose d'une part et de l'échinococcose d'autre part. Dévé *(Soc. de biologie,* 11 novembre 1911) conclut de ses expériences à l'inefficacité du médicament à l'égard de la greffe hydatique. Hall, d'autre part, en matière de cysticercose; Moussu, en matière de cénurose, n'ont pas obtenu de résultats.

Mais le *véritable traitement de la tumeur alvéolaire est le traitement chirurgical :* nous allons d'abord citer les cas malheureux, puis nous verrons l'innocuité relative de la laparotomie et même du drainage de la cavité centrale. Nous montrerons ensuite que des malades ont été améliorés par le drainage et les lavages antiseptiques et, enfin, nous avons trouvé un cas de guérison par l'ablation de la tumeur en totalité.

Dans les cas avancés, on opère parce qu'on a fait une erreur de diagnostic; ou bien, on a cru à un kyste hydatique ordinaire, ou a un calcul du cholédoque; ou bien, on a fait le diagnostic de suppuration intrahépatique, vérifié ou non par une ponction.

Dans le premier cas, on est très étonné de tomber sur des adhérences péritonéales, sur des granulations à la surface du foie. Le foie est adhérent au diaphragme. On doit, néanmoins, faire une ponction et analyser le liquide. Celui-ci est bilieux, ni visqueux, ni purulent. Au microscope, on trouve très rarement des crochets dans le culot, on voit des cristaux de bilirubine, des cellules lymphatiques, des débris de chitine, des corpuscules brillants qui sont surtout des globules graisseux plus ou moins vésiculeux. On peut même, sans crainte, aller avec le bistouri jusqu'à la cavité centrale : *le tissu alvéolaire ne saigne pas*. En tout cas, il faut toujours prendre un fragment pour l'examen histologique. C'est sans danger. On tamponne à la gaze et on referme l'abdomen.

Dans le deuxième cas, il y a un liquide purulent ou tout au moins puriforme. Il faut aller jusqu'à la cavité centrale, l'évacuer et la drainer. On lavera au permanganate de potasse ou au formol.

Opérations suivies de mort. — Nous ne devons pas nous dissimuler que ces opérations sous anesthésie parfois longue, chez des malades qui n'ont plus qu'un peu de foie sain, paraissent *a priori* dangereuses. Dans notre cas, la mort est survenue quatre jours après l'ouverture de la cavité centrale, sans doute par toxhémie. Un malade de NICOLADONI (cas 8 de Posselt) est mort onze jours après la laparotomie, sept jours après l'ouverture de la cavité centrale. Il s'était produit une hémorragie par perforation de la veine cave inférieure, dans la cavité centrale. Le malade de ROMANOW (cas 32 Melnikow), opéré avec le diagnostic d'abcès sous-phrénique, mourut au début de l'anesthésie au chloroforme. Une observation de Krause, citée par Terrier et Auvray, a pour titre : « Ablation d'un kyste multiloculaire. Décès ».

Opérations suivies de statu quo. — Dans certains cas, les malades ont présenté, malgré une tumeur alvéolaire, une grande résistance aux opérations; témoin, le malade de JENCKEL, à qui on fit une laparotomie exploratrice, puis des ponctions d'ascite, enfin une opération de Talma et qui mourut un mois et demi après cette opération. Une malade de NICOLADONI (cas 5 Posselt) subit quatre opérations en un an et demi. Elle mourut d'hémorragie à la dernière. Enfin, le malade de ROUX (cas 84 Melnikow), âgé de trente-quatre ans, a subi cinq opérations en huit mois :

1° Incision de la tumeur et drainage ; 2° Fistulo-entérostomie ; 3° Fermeture de la fistule ; 4° Entéroraphie ; 5° Laparotomie en vue d'une hépatoentérostomie qui ne put être exécutée. La mort fut attribuée au dépérissement causé par la fistule biliaire.

Nous trouvons surtout des cas qui prouvent l'innocuité d'une opération simple, telle que le drainage de la cavité centrale. Ce sont le cas 1 de Melnikow, le cas Dematteis, le cas Flatau et le cas Wolynzew-Diakonow.

Dans le cas 1 MELNIKOW, on fit le drainage de la cavité centrale qui contenait du pus. Il persista une fistule purulente et la malade ne mourut que quatre ou cinq semaines après de septicopyohémie.

Dans le cas DEMATTEIS, on crut à une périhépatite suppurée ; après plusieurs ponctions, on fit une pleurotomie basse, on tomba sur une cavité purulente sous-diaphragmatique. Après l'opération, le malade alla mieux, se promena, mais il mourut de septicémie. cinq mois après l'opération.

FLATAU rapporte l'observation d'une jeune fille de dix-huit ans qui avait une tumeur alvéolaire qui prenait les trois quarts du foie. On fit une laparotomie, une incision de la cavité centrale au Paquelin. La malade fut améliorée d'abord et mourut six mois et demi après l'opération.

WOLYNZEW rapporte un cas du professeur Diakonow (cas 16 Melnikow). Le malade avait, depuis dix ans, une tumeur du foie qui l'empêchait de se baisser. L'incision de la tumeur évacua 400 grammes de liquide trouble. La cavité fut lavée au formol à 2 pour

100 et drainée. Ensuite, on fit des lavages au formol de 2 à 4 pour 100. Le malade alla beaucoup mieux : en un mois et demi, il prit 4 kil. 400. Mais il mourut de tuberculose pulmonaire, cinq mois et demi après l'opération. A l'autopsie, la cavité n'avait que 6 centimètres sur 10.

Opérations suivies d'amélioration notable. — Dans ces cas, on fit une excision incomplète de la tumeur. Ce sont les cas de Bobrow et de Von Hacker.

Bobrow (cas 136, statistique Posselt, cas 7 Melnikow), a opéré un malade de vingt-cinq ans, ayant une tumeur alvéolaire du lobe droit. L'incision de la cavité centrale amena 250 grammes de pus grumeleux. Bobrow enleva un morceau de tumeur de 14 centimètres de large, pesant 200 grammes. Quarante jours après, le malade quittait l'hôpital.

Von Hacker (1902), opéra un malade de vingt-neuf ans, incapable de travailler depuis sept ans, à cause d'une tumeur du foie. Le foie allait du IVe espace jusqu'au dessous de l'ombilic. On sentait un renflement dur sur le bord antérieur ; il y avait là comme une expansion élastique avec fluctuation grossière. Pas d'ictère.

L'opération fut pratiquée, car on crut à un kyste hydatique ordinaire. On tomba sur un foie dont la surface était parsemée de nodules jaunâtres. La tuméfaction fluctuante fut incisée, elle contenait 4 litres et demi d'un liquide « purée de pois ». On excisa quelques gros morceaux de tumeur. Après l'opération, le malade prit de l'ictère, puis tous les symptômes (ictère, douleurs, œdème des jambes) disparurent ; le malade reprit 18 kilogrammes et redevint capable de travailler. La fistule persistait quand Von Hacker le présenta à Innsbrück, six mois après l'opération.

Opérations suivies de guérison. — Ce sont les cas de Brunner, de Bruns et de Terébinsky. Dans le cas BRUNNER, la malade survécut neuf ans et demi. L'opération fut atypique. Il s'agissait d'une jeune fille de vingt-cinq ans, qui avait une tumeur de l'hypocondre droit, sans ictère. Le 22 avril 1889, une ponction ramena un liquide purulent jaune-brun. Le lendemain, Brunner fit une laparotomie, évacua une cavité de 1 litre et demi. Il fit plus tard une deuxième opération et il pratiqua des cautérisations (?) La malade se trouva bien après l'opération.

Ce cas figure dans la thèse de Lehmann en 1889. Brunner fit sur lui un article, en 1891.

Posselt nous fit connaître l'évolution (statistique 1900, p. 17 et 18). Il raconte qu'au cours d'un voyage à Munich, en 1898, il a appris, par le professeur Bollinger que la malade de Brunner était morte et qu'on avait fait l'autopsie, le 21 novembre 1898. La malade était cachectique, avait un ictère intense. Il persistait une fistule, le foie était gros à l'épigastre. C'est le lobe gauche qui est hypertrophié par compensation, tandis que le lobe droit est ratatiné, bosselé, très dur. Il contient des cavités irrégulières nombreuses, communiquant entre elles, contenant un liquide gluant très foncé.

Le cas BRUNS est le seul cas que nous ayons trouvé

d'opération radicale par résection partielle du foie. Il s'agissait d'un malade de vingt-et-un ans, de Cobourg, qui se plaignait depuis six mois d'une douleur hépatique. On sentait un noyau dur, qui augmenta jusqu'à devenir comme le poing et extrêmement dur. Pas d'ictère.

Bruns (de Tübingen), fit en tissu sain une résection d'une tumeur comme le poing. présentant une néoplasie principale avec de petits noyaux autour. La tumeur fut reconnue macroscopiquement et microscopiquement comme alvéolaire. Il y avait une cavité centrale comme une pomme à parois irrégulières, en partie calcifiées, et contenant un liquide trouble jaunâtre. Le malade fut présenté guéri, à Francfort, en 1896.

Enfin, le cas TEREBINSKY se rapporte à une tumeur alvéolaire du tissu cellulaire sous-cutané, située à l'épigastre, chez un homme de trente-cinq ans. Au microscope, on trouva des scolex et des crochets et la structure alvéolaire typique. La tumeur fut enlevée comme une tumeur maligne.

En général, les cas de guérison par résection du foie en tissu sain que l'on trouve décrits par les auteurs, se rapportent à des kystes multiples ou multiloculaires mais non alvéolaires.

Nous avions cru trouver un cas de Pokotilo (1911), comparable à celui de Bruns, mais il s'agissait de kystes multiples.

Les deux cas de TANSINI, de Modène (Latis et Fogliani, *Gaz. méd. lombarda*, 1892, n° 29, p. 288), s'appliquent à des kystes multiples. Posselt (statistique 1900, p. 121

et 122), en fait la critique. Dans le premier cas, étiqueté « Kyste alvéolaire du foie. Extirpation totale du kyste avec résection partielle du lobe gauche. Guérison », il s'agissait d'une tumeur de 5oo grammes, *avec deux loges principales*, dont l'une contenait une bouillie épaisse, l'autre un liquide visqueux et de *nombreuses vésicules*, dont la grosseur atteint *une cerise*. C'était un cas de kystes multiples.

Dans le deuxième cas étiqueté « Kyste alvéolaire du foie. Laparotomie exploratrice, guérison opératoire », il y avait dans le péritoine de l'ascite et un petit kyste comme une cerise. Les kystes du foie variaient d'un grain de chenevis à un *œuf de poule*. C'est un cas de kystes multiples avec échinococcose secondaire du péritoine.

Nous n'avons pu nous documenter sur le cas Bruni, pas plus que Posselt, ni sur le cas Loreta (*riforma méd.* 1887), cité par Segond. Traité Duplay-Reclus.

Nous avons vu plus haut que le cas Terrillon était probablement une grappe d'échinocoques secondaires du péritoine.

Nous concluons que la laparotomie doit être faite dans les cas où l'on hésite entre échinococcose alvéolaire et kyste hydatique (ce qui est possible dans les pays où l'affection est fréquente) ou quand il y a des symptômes de suppuration intra- ou périhépatique. Voici quel est l'aspect du foie d'après les auteurs : on trouve une tumeur excessivement dure, plus dure que n'importe quel cancer ou gomme. Le péritoine hépatique présente des adhérences, il est épaissi, gris, blafard et on y voit des nodules jaunâtres, des grains durs, blanchâtres qu'il ne faudra pas confondre avec les taches de bougie du cancer, plus nettement limitées sur un fond de tissu hépatique normal.

Il faudra inciser et alors on reconnaîtra encore la dureté très marquée de la tumeur et l'aspect fibreux, sec, l'appparence de feutre blanc sale que présente la coupe. *Ça ne saigne pas.*

On reséquera des morceaux plus ou moins volumineux de la tumeur, on évacuera, lavera et drainera la cavité centrale qui peut se trouver parfois à deux centimètres, souvent à sept ou huit centimètres de la surface du foie. On refermera ensuite l'abdomen.

Si par hasard, à la faveur d'une erreur de diagnostic par exemple, on trouve une tumeur bien limitée, pas trop volumineuse, il ne faudra pas hésiter à faire une résection partielle du foie.

OBSERVATIONS

Observation I
Mollard, Favre et Daujat.

*Diagnostic : Kyste hydatique du foie. Eosinophilie. Wein-
berg positif. Crises de prurit. Cachexie sans ictère.*
Opération : Vieux kyste stérilisé par la bile.
*Autopsie : Tumeur alvéolaire du foie occupant tout le lobe
droit, le lobe de Spigel et le lobe carré, respectant le
lobe gauche. — Cavité de nécrose centrale. — Ganglions du hile du foie comprimant les voies biliaires sans
ictère. Ganglions le long du bord supérieur du pancréas. — Énvahissement du canal cystique et de la
vésicule.*
*Examen microscopique : Echinococcose alvéolaire du foie.
— Scolex et embryons ovoïdes.*

Le malade, âgé de quarante-huit ans, lunettier à Morez
(Jura), né à Longchaumois, arrondissement de Saint-Claude
(Jura), autrefois cultivateur, entre le 18 juillet 1911 dans le
service de M. le Dr Mollard, envoyé par M. le Dr Favre,
avec le diagnostic de kyste hydatique du foie.

Antécédents. — Mère morte hémiplégique. Père mort
subitement. Une sœur maladive.

Célibataire, il n'a fait que quelques mois de service militaire, comme dispensé.

Pas d'alcoolisme, boit un peu de vin, une absinthe par
semaine.

Il n'a jamais été malade avant l'affection actuelle.

Il souffre depuis deux ans d'une douleur sourde dans l'hypocondre droit, dans l'épaule droite et quelquefois dans le bras droit. Cette douleur s'est accentuée peu à peu. Il a consulté, il y a deux ans, un médecin qui lui a dit qu'il avait un gros foie.

Le malade est habituellement constipé, depuis sept à huit ans qu'il travaille assis. Il ne vomit jamais, mais les digestions sont lentes et pénibles. Il n'a pas de dégoût pour les aliments, ni pour la viande, ni pour la graisse, mais il n'a pas un grand appétit.

Il n'a jamais eu d'œdème des jambes, ni d'hémorragies, ni d'ictère. Cet hiver, il a eu le soir, étant couché, des crises de prurit ; il calmait la sensation de picotement en posant la main sur le siège du prurit. Il ne pouvait pas dormir la nuit et dut prendre du bromidia. Il n'a pas eu d'urticaire. Il n'y a pas de chiens dans sa maison, mais dans son pays natal, il y a de nombreux troupeaux de vaches d'origine suisse souvent. Chaque maison a son chien berger ou son chien de garde.

Il dit avoir peu maigri, ou du moins si progressivement qu'il n'a pas bien remarqué. Il n'a jamais toussé.

Il a perdu ses forces, son teint a changé et il a dû cesser son travail pendant l'hiver 1910 et entrer à l'hôpital de Morez.

A l'examen. — Homme assez grand, maigre, les yeux fatigués, le teint un peu terreux. Ne se plaignant que d'une douleur dans l'hypocondre droit, qui tourne vers la pointe de l'omoplate.

Au cœur. — Pointe dans le Ve espace intercostal non déviée ; bruits normaux ; pouls normal.

Poumons. — Un peu d'obscurité à la base droite avec matité, sans souffle ni égophonie, ni pectoriloquie aphone, ni frottements.

Rate. — Ne donne pas de matité.

Foie. — Il est gros. La matité part du Ve espace. On

sent le bord inférieur du foie sur la ligne axillaire antérieure à quatre travers de doigt au-dessous du rebord costal,
puis sur la ligne mamelonnaire, on le perd et on sent une
masse arrondie, pas très nette, qui descend jusqu'à trois
travers de doigt au-dessus du pubis. Il y a une voussure
très nette de la base du thorax à droite.

La palpation est un peu douloureuse.

Urines. — Un peu d'albumine. Pas de pigments biliaires.

Température 37 degrés.

Sang. — Éosinophilie 3 à 4 pour 100.

Petites hernies inguinales de faiblesse, douloureuse à
droite.

20 juillet. — Examen du sang :

Polynucléaires	63 pour 100
Éosinophiles	6 —
Lymphocytes	4 —
Moyens mononucléaires	20 —
Grands mononucléaires	7 —

Radioscopie. — On ne voit qu'une masse hépatique de
coloration uniforme.

21 juillet. — La *réaction de fixation* pratiquée au laboratoire du professeur Guiart par les Drs Garin et Massia
est très positive.

24 juillet. — Le malade, pour la deuxième fois depuis
qu'il est dans le service, se plaint de douleurs rectales
vives qui remontent dans les reins. Rien au toucher rectal.
Il souffre beaucoup dans l'épaule par crises. On doit lui
faire des piqûres de morphine.

25 juillet. — Le malade passe dans le service de chirurgie de M. le Dr Durand, qui l'opère.

Opération. — Laparotomie parallèle au rebord costal
droit. Le foie est très dur. Une ponction avec aspiration
par trompe à eau ramène un liquide non filant, jaunâtre
qui contient quelques pigments biliaires, des débris granuleux des globules graisseux. La réaction de Gmelin est faiblement positive. Il y a environ 2 à 300 grammes de liquide.

On incise le foie qui ne saigne pas, et, après avoir traversé 6 ou 7 centimètres d'un tissu gris blanchâtre, très
dur, qui ressemble à du cancer, on arrive dans une cavité
d'où la curette ramène des débris verdâtres que l'on prend
pour des débris nécrosés de membranes d'un kyste hydatique.
On pense que le kyste a été envahi par la bile et qu'il est
devenu stérile. Sa coque se serait épaissie de façon exagérée. Tamponnement de la cavité par des mèches.

29 juillet. — Décès. Le malade eut un choc assez considérable après l'anesthésie, il eut un peu de fièvre et mourut
avec du subictère dans un état de faiblesse de plus en plus
accentué.

Autopsie. — 31 juillet 1911. — Putréfaction avancée.

Poumons. — Sains, pas de pleurésie droite.

Cœur. — De volume normal. Aorte souple.

Rate. — Petite.

Reins. — Sur le rein droit on voit de nombreux petits
kystes translucides à la périphérie, du volume de grains de
semoule, dont la nature n'a pas été élucidée.

Estomac et intestins. — Sains.

Foie. — Très gros, 3.500 grammes. La surface convexe
est très adhérente au diaphragme. Il y a des adhérences
avec la région pylorique et le gros intestin. Le lobe droit
tout entier ainsi que le lobe carré et le lobe de Spigel sont
transformés en une masse néoplasique. Le centre de la
tumeur est une cavité dans laquelle sont les drains avec de
la bile. La substance néoplasique est dure, criant sous le
couteau. En se rapprochant du centre, on y trouve de
nombreux microkystes, à contenu mucoïde, colloïde, gélatineux. Ils ne dépassent pas le volume d'une lentille. La
substance intermédiaire est gris blanchâtre, crayeuse, avec
des traînées jaunâtres et verdâtres.

Le centre de la tumeur est occupé par une cavité de
nécrose remplie d'un liquide biliaire ; la face interne est
irrégulière, recouverte d'une couche verdâtre, de la consistance de l'ouate ou de l'étoupe, composée d'un tissu

finement réticulé, spongieux, retenant dans ses mailles des détritus en forme de fine poudre agglomérée. Par places on trouve des taches irrégulières, de couleur orange un peu brun comme de la rouille. La cavité centrale est séparée de la face externe du foie par une paroi de 3 centimètres à l'endroit le moins épais, du côté de la face convexe.

La face convexe du foie est adhérente au diaphragme, mais celui-ci ne paraît pas envahi par ces vésicules, pas plus que le poumon sus-jacent. Le péritoine hépatique est blanchâtre, ferme, avec par places de petites vésicules perlées, brillantes, peu nombreuses.

La tumeur elle-même a l'apparence d'un morceau de bois vermoulu. Du côté du centre, il y a des alvéoles très nombreux, qui sont plongés dans une substance caséeuse très dure, criant sous le couteau. Les alvéoles ont un contenu colloïde à reflets bleuâtres qui est très difficilement détachable de la cavité de l'alvéole. Les plus grandes alvéoles sont comme une lentille. En s'approchant de la surface du foie, les alvéoles diminuent et on trouve de grandes nappes de tissu caséeux dur, parsemé, çà et là, de vésicules très petites, grosses comme une tête d'épingle ordinaire et quelques-unes plus petites encore. Le tissu est gris avec quelques traînées jaunâtres ou verdâtres.

Le lobe gauche paraît sain, pourtant on distingue du côté du bord gauche quelques vésicules perlées transparentes sous le péritoine ; à la coupe le tissu hépatique est parsemé de petites vésicules à ce niveau. De même à la face inférieure il y a un semis de très fines vésicules transparentes qui ne pénètrent pas plus loin que la couche sous-péritonéale.

Le cholédoque est perméable, mais le cystique est englobé dans la tumeur. La vésicule contient un peu de bile et on trouve du côté de la paroi inférieure, près du bassinet, une couche de tissu finement réticulé ou vésiculeux qui tapisse la muqueuse et fait corps avec elle. On trouve une masse ganglionnaire volumineuse, dure au niveau du hile.

Cette masse est alvéolaire à la coupe mais le tissu caséeux est moins abondant que dans le foie. Une masse de ganglions vésiculeux se prolonge le long du bord supérieur du pancréas et présente la même structure.

La pièce a été déposée au musée d'anatomie pathologique de la Faculté de médecine de Lyon (professeur Paviot), il n'y en avait pas de semblable.

EXAMEN HISTOLOGIQUE. — Les coupes ont été faites par MM. Favre et André. Nous les avons examinées ensemble. Certains fragments ont été fixés à l'acool, la plupart ont été prélevés plus tard sur la pièce fixée au formol. Les coupes ont été faites à la paraffine et colorées à l'hémateine éosine. Des fragments très durs ont été mis dans une solution d'acide picrique pour les décalcifier mais ils sont restés durs.

Ce n'est qu'après avoir coupé de nombreux fragments que M. André est parvenu à trouver des scolex et des embryons ovoïdes.

On peut, d'après les coupes, distinguer trois zones dans la tumeur :

1° Une zone stérile ;

2° Une zone fertile ;

3° Une zone d'envahissement.

1° La *zone stérile* est la plus étendue, contient des vési-cules de chitine à double contour en grand nombre, la plupart microscopiques. Les lamelles de chitine sont en général appliquées contre la paroi des alvéoles. Ces alvéoles ne contiennent qu'un peu de substance légèrement granu-leuse que nous croyons être un produit de coagulation du contenu colloïde. On distingue une légère couche proto-plasmique à la face interne des vésicules de chitine, mais nous n'avons pu distinguer de protoplasma germinatif sur la face externe. En tout cas, il n'y a ni scolex, ni embryons ovoïdes, ni boules de chitine dans les vésicules.

La substance intermédiaire est caséeuse, vitreuse, amorphe, ne contient que quelques noyaux pâles et quelques fibrilles sans ordonnance particulière. Nous n'avons pas trouvé de cellules géantes.

2° *Couche Fertile.* — On trouve encore là quelques vésicules stériles, mais ce qu'on voit très nettement ce sont des scolex et des embryons ovoïdes.

a) *Scolex.* — Nous les avons toujours vus à l'intérieur des vésicules de chitine. Ils se présentent sous divers aspects : nous en avons observé beaucoup qui étaient sains, non dégénérés. Ordinairement ils apparaissent libres dans la vésicule ; l'un était adhérent par sa base à la paroi vésiculaire et l'on voyait son protoplasma se continuer avec le protoplasma germinatif qui borde à l'intérieur la paroi des vésicules de chitine. Dans sa base, il y avait des corps ovoïdes jeunes qui se trouvaient par conséquent en rapport avec les embryons ovoïdes que nous décrirons dans la couche de protoplasma germinatif.

Les scolex sains sont constitués par une membrane très nette, assez épaisse, mais peu dense qui contient à son intérieur du protoplasma. La surface des scolex est parsemée de points eosinophiles plus petits que des leucocytes, qui doivent être des noyaux. Dans le protoplasma sont disséminés des embryons ovoïdes jeunes, à membrane très nette, mais peu épaisse, quelquefois à double contour ; les uns sont constitués par une membrane remplie de protoplasma avec un gros noyau, d'autres ont seulement un noyau très noir séparé de la membrane par un espace clair.

Nous trouvons les scolex coupés soit en travers, soit longitudinalement. On en voit avec une couronne de crochets très nette. Ces crochets sont nombreux, ils sont très grêles et très longs. On voit sur certains scolex des ventouses, renflements arrondis non loin de la couronne de crochets.

Enfin on voit très nettement les embryons ovoïdes sur tous les scolex où l'on voit autre chose que la tête et le cou. Ce sont ces corps ovoïdes et aussi les grains que nous avons décrits plus haut, qui nous font considérer comme la coupe de bases de scolex certaines grandes figures que nous voyons limitées par une membrane assez épaisse et qui sont pleines de corps ovoïdes. Du reste, on trouve de ces formes où le diagnostic est confirmé par la présence de quelques fragments de crochets.

Quant aux scolex dégénérés, ce sont des masses granuleuses à la surface desquelles on ne voit plus de grains. La membrane reste assez épaisse, elle est plissée par endroits.

b) *Embryons ovoïdes.* — Nous trouvons dans les vésicules de chitine, souvent accolée à la paroi interne, une bande de protoplasma granuleux, bourrée de corps ovoïdes ou ronds qui ont un gros noyau très coloré par l'hématéine et entourés d'une membrane très nette. Quelquefois la membrane est mince, mais plus souvent, elle est très épaisse, formée de lamelles concentriques probablement chitineuses. Nous faisons remarquer à nouveau que la couche protoplasmique qui contient ces corps ovoïdes se continue avec le protoplasma de la base des scolex. Nous considérons les embryons ovoïdes, comme des sortes de sporokystes, formes de résistance, destinées à la reproduction du parasite. Parfois, la membrane est tellement épaisse, que noyau et protoplasma du corps ovoïde ont disparu et on a les boules de chitine.

Certains embryons ovoïdes sont irréguliers ; cela est dû, sans doute, à l'action des réactifs, mais prouve que les corps sont malléables et capables peut-être de mouvements amœboïdes quand leur membrane n'est pas trop épaisse.

Si, dans certaines vésicules, on ne voit pas de scolex, ce n'est pas que les embryons ovoïdes existent seuls, c'est que la coupe n'a pas réussi à intéresser un scolex. En tout cas, toutes les fois qu'il y a un ou des scolex, il y a des corps ovoïdes dans la vésicule.

Nous n'avons pas nettement observé de corps ovoïdes en dehors des lamelles de chitine. A la surface externe des lamelles de chitine, nous avons vu une couche qui paraît granuleuse, qui est violacée, parce qu'elle contient des noyaux dégénérés. Par places, cette couche est craquelée par les réactifs et forme soit des masses allongées, soit des blocs carrés que l'on prendrait pour des gigantoblastes si les noyaux étaient plus nets. Dans cette couche, que nous considérons comme une couche nécrosée, il n'y a jamais d'embryons ovoïdes. Plus loin que cette couche, on trouve le tissu amorphe blanc jaunâtre, presque dépourvu de taches chromatiques, qui résulte de la nécrose du tissu hépatique par l'action des toxines et l'ischémie par artérite oblitérante.

3° *Zone d'envahissement.* — Là nous avons trouvé typique le tissu de granulation inflammatoire. Nous trouvons des cellules hépatiques absolument saines et brusquement la ligne festonnée d'un tissu à petites cellules rondes.

Il y a néanmoins quelques cellules fusiformes réunies en groupes plus ou moins bulbés ou perpendiculaires à une masse en voie de nécrose. Dans ce tissu inflammatoire, on voit des amas de pigments jaune brun, un peu brillants, qui proviennent de la destruction des cellules hépatiques.

Nous avons observé, séparés de la couche inflammatoire par quelques cellules hépatiques saines, de véritables tubercules à centre caséeux et à couronne de cellules épithélioïdes et de cellules rondes. Nous avons trouvé des figures qui ressemblaient à des cellules géantes, mais qui, examinées de plus près, nous sont apparues comme des coupes transversales de canalicules biliaires. En effet, nous en avons trouvé d'allongées (coupe longitudinale d'un canalicule) et nous les avons vues avec une lumière centrale très nette. Nous n'avons pas trouvé de cellule géante typique.

Nous avons vu, à côté des canalicules biliaires, des artères épaissies, enflammées, mais sans embryons dans leurs parois.

Après la couche granuleuse, nous arrivons tout de suite dans une zone en voie de dégénérescence, avec des vésicules de chitine. Nous avons observé de ces vésicules de chitine à des stades de début, avec une couche de chitine épaisse, mal colorée, avec des fentes semi-circulaires ou circulaires produites par rétraction sous l'influence des réactifs. Certaines avaient un point noir au centre, d'autres avaient au centre uné petite masse granuleuse et même une petite lumière avec une masse granuleuse disséminée dedans.

Dans quelques vésicules nous avons trouvé des leucocytes.

Dans une, en particulier, nous avons vu très nettement une masse de protoplasma granuleux envahie par de petits noyaux et cette formation avait l'aspect de certaines formes jeunes figurées par Melnikow.

Nous n'avons pas observé d'autres formes jeunes dans le tissu de granulation. Du reste, elles sont plus rares dans les tumeurs primitives que dans les métastases.

Enfin, autour des vésicules de chitine, le tissu était en voie de dégénérescence. Chaque vésicule était entourée d'une couronne violacée avec des noyaux informes en voie de dégénérescence, puis, plus loin, il y avait de grandes masses dégénérées presque sans noyaux.

Enfin, on arrivait à des vésicules bien formées, grandes, avec un contenu granuleux, situées dans une masse amorphe. Nous n'avons pas vu de couche germinative externe.

OBSERVATION II

L. Marchand et F. Adam (de Charenton). — *Kyste hydatique alvéolaire et tuberculose du foie chez un idiot sourd-muet tuberculeux.*

Le foie que nous présentons à la Société provient d'un sujet, né à Gex (Ain), de parents français. Ce malade, qui n'avait jamais quitté son pays, fut interné à l'âge de vingt-six ans; il était atteint d'idiotie et de surdi-mutité congénitales. Il mourut de tuberculose pulmonaire à l'asile de Bourg, à l'âge de trente-neuf ans. Cliniquement, ce malade n'avait jamais présenté de symptômes permettant le diagnostic de lésions hépatiques.

A l'autopsie, outre les lésions du foie sur lesquelles nous insisterons plus loin, on constata dans les poumons des foyers tuberculeux à différents stades et des adhérences pleurales. Le cœur, la rate, l'estomac, le tube digestif, l'épiploon ne présentaient aucune lésion.

Le foie, volumineux et très dur, adhérait à tous les organes voisins, entre autres à l'angle droit du côlon, à la tête du pancréas et au rein gauche (péritonite adhésive). Ces divers organes ne présentaient aucune lésion.

Comme on peut le voir sur la pièce que nous présentons à la Société, le foie a perdu sa coloration normale ; le lobe gauche et la moitié gauche du lobe droit ont un aspect blanchâtre fibreux.

En pratiquant des coupes antéro-postérieures, on observe, au centre du lobe gauche, une cavité remplie d'un liquide grisâtre et limitée par des parois irrégulières et anfractueuses. Le tissu qui entoure cette cavité est très dur, d'aspect fibreux et est lui-même creusé d'nne multitude de loges et d'alvéoles bordés par une paroi hyaline, transparente, gélatineuse ; les plus grandes de ces cavités ont la dimension d'un petit pois ; les plus petites ne sont pas visibles à l'œil nu.

Sur les coupes qui passent par la moitié gauche du lobe droit du foie, on observe les mêmes lésions, mais les parties centrales ne sont pas ramollies. En un point cependant, on peut remarquer un début de ramollissement et en une autre région un début de calcification.

Toute la capsule du foie est hyperplasiée ; elle atteint par places plusieurs centimètres d'épaisseur ; la perihépatite est diffuse et très accusée.

Examen histologique. — L'examen a porté sur les régions fibreuses et sur le parenchyme hépatique voisin de ces régions.

La paroi fibreuse est très épaisse et dense. A un faible

grossissement, on voit qu'elle est creusée de cavités disséminées ou confluentes, voir même confondues. Ces alvéoles renferment une paroi amorphe, non vasculaire, qui s'est faiblement colorée ; ils sont variables comme dimensions et comme formes, ils sont parfois intercommuniquants. Autour de certains alvéoles, le tissu fibreux est infiltré de cellules embryonnaires. Dans toutes les régions occupées par les tumeurs hydatiques, il ne reste plus aucune trace de parenchyme hépatique.

A un fort grossissement, on remarque que certains alvéoles sont complètement remplis par une membrane formée de couches concentriques ; au centre, on aperçoit quelques granulations qui prennent assez vivement le colorant. Dans d'autres loges, la membrane, régulièrement stratifiée, borde une cavité plus ou moins circulaire dans laquelle sont disséminées des granulations. Nous avons, dans la figure 2, réuni plusieurs types d'alvéoles. Dans certains, c'est la partie la plus périphérique de la membrane hyaline qui est plus colorée ; dans d'autres, c'est la partie la plus interne. On ne trouve, dans les alvéoles, ni crochets, ni têtes d'échinocoques. Dans les parois fibreuses, on peut observer des cellules géantes accolées à la membrane hyaline des alvéoles. Par places, le tissu fibreux présente un début de calsification.

Les lésions situées dans le parenchyme hépatique en voisinage des parois fibreuses des abcès, ont un tout autre aspect. Elles consistent surtout en sclérose péri- et intralobulaire représentée par de larges bandes de tissu fibreux, enserrant les lobules hépatiques dont les cellules sont atteintes de dégénérescence graisseuse; dans toute la zone voisine des parties fibreuses contenant les régions kystiques le tissu hépatique est infiltré d'un grand nombre de petits follicules tuberculeux, contenant d'énormes cellules géantes très riches en noyaux ; les follicules les plus proches des zones fibreuses ont leur centre en voie de caséification.

Observation III (résumée).

Dematteis.

Homme, quarante-six ans, cultivateur, venant de Thonon (Haute-Savoie), entre à l'hôpital cantonal de Genève le 26 juin 1889.

Ethylique dans sa jeunesse. Gastrite guérie par le régime lacté. Nourriture de médiocre qualité, abus de viande fumée.

Début de la maladie en février 1884. A l'occasion d'un effort, vive douleur de l'hypocondre droit qui l'obligea à s'aliter deux jours. Depuis, il a toujours eu une douleur vague sourde, le gênant plus au lit que pendant son travail.

Au printemps 1888, il resta alité six semaines avec de la fièvre. Légère dyspnée depuis 1888. Douleur à l'épaule droite, s'irradiant dans le bras, jamais d'urticaire ou de dégoût pour les matières grasses. Pas d'épistaxis, ni d'hémorroïdes.

A l'entrée, homme grand, amaigri. Palpitations et tremblement généralisé à l'occasion des mouvements volontaires. Parfois, toux sèche. Matité de la base droite sur trois travers de doigt. Pas de circulation complémentaire. Bombement de l'hypocondre droit. Matité jusqu'à la IVᵉ côte. Le foie déborde le rebord costal d'un travers de main. Urines: albumine. Urée 22 grammes par litre.

Appétit conservé.

Une ponction exploratrice au niveau du VIIIᵉ espace droit ramène du pus.

Diagnostic : périhépatite suppurée suite d'effort.

28 juin. — Ponction évacuatrice dans le VIIIᵉ espace, ramène 1.500 grammes de pus. Pas de crochets.

Le lendemain, le malade est anxieux, ne peut se coucher sur le côté droit.

On fait dans la suite plusieurs ponctions et on constate des signes de pyopneumothorax (tympanisme, succussion hippocratique, bronchoégophonie, souffle tubaire).

20 août. — *Incision* avec résection de la VIIe côte. Evacuation du pus.

17 septembre. — Le malade se promène. Puis alternatives de haut et de bas. Pourtant la cavité draînée diminue, une ponction aspiratrice faite plus haut ramène 1.250 grammes de pus fétide.

18 janvier. = Mort.

Nécropsie. — (Professeur Zahn.)

Subictère. Le foie remplit l'épigastre, l'épiploon est adhérent dans la fosse iliaque gauche.

Dans le poumon gauche, adhérent, il y a des noyaux jaunâtres et caséeux en avant.

Rate. — 19/11 cm.

Foie. — Réuni à la petite courbure de l'estomac par des adhérences anciennes qui retiennent aussi l'angle droit du colon intimément relié à la vésicule.

Le foie est très gros. La surface convexe est granuleuse et recouverte de fausses membranes de formation ancienne.

Pas d'altération du lobe gauche.

Lobe droit : il est transformé par places en masses cicatricielles bosselées et blanchâtres à la surface.

Dans la masse cicatricielle, il y a deux cavités remplies d'une bouillie brunâtre. La plus grande dans l'épaisseur du bord droit mesure 7 cm. 13,5/4. De nombreuses petites ouvertures sont creusées dans le tissu de la paroi de la cavité, communiquant en bas avec la vésicule, séparée en haut de la cavité plus petite par 1 cm. 8.

La cavité supérieure est comme une noix. Cette cavité est plongée dans la substance hépatique elle-même. Au contraire, la grande cavité est séparée du tissu sain par une zone de tissu cicatriciel de 2 centimètres. Ce tissu est parsemé de petites cavités de 1/2 à 2 millimètres.

Examen microscopique de la paroi du kyste. — Stroma conjonctif à cellules embryonnaires nombreuses, lacis de fibres conjonctives enlaçant quelques cellules embryonnaires ou une cellule géante. Les cellules géantes n'ont pas de lieu d'élection, tantôt à la périphérie, tantôt au milieu de la couche de tissu.

Nombreuses vésicules entourées d'une membrane anhiste ; ce sont des kystes miliaires ovales ou ronds, quelquefois entourés de cellules géantes. A leur intérieur, fines granulations d'albumine coagulée. Pas de scolex.

Impression de prolifération exogène.

Trois crochets. Pas de globes d'hématoïdine.

Canalicules biliaires entourés d'une zone de prolifération conjonctive, épithélium conservé.

OBSERVATION IV (résumée).

HAYEM. — *Cirrhose du foie, due à des échinocoques
probablement multiloculaires, 1869.*

Homme, trente-six ans, né à Strasbourg ; à Paris depuis 1854, c'est-à-dire depuis quinze ans. N'a pas voyagé, n'a pas été soldat. Ethylisme. Ictère en 1868, avec douleurs, prurit, haleine fétide, diarrhée, ascite.

A la fin, fièvre hectique, hémoptysies, hématémèses et méloena.

AUTOPSIE. — Deux litres d'ascite. Epanchement pleurétique séreux à gauche.

Rate. — 940 grammes. Dure.

Foie très adhérent à l'estomac. Pas d'oblitération des voies biliaires. Une section pratiquée sur le lobe droit du foie a découvert dans un tissu induré deux petites poches contenant une matière caséeuse. Dans le lobe gauche, noyaux de même nature.

Dans le foie, des tractus fibreux circonscrivent les lobules et les acini. Au milieu des plus larges de ces tractus, dans la région voisine de la vésicule, on trouve des productions dures dont la plus grosse atteint à peine le volume d'une amande. Il existe à peu près une douzaine de ces tumeurs. Presque toutes sont formées d'une substance caséeuse faisant saillie sur la surface de section.

D'autres (5 ou 6) présentent l'apparence de kystes à contenu de consistance caséeuse pour les uns, gélatineuse pour les autres.

Au microscope, la substance gélatineuse offre très nettement les caractères de poches d'échinocoques. On trouve des détritus granulo-graisseux. Pas de crochets.

OBSERVATION V (résumée).

GRAUX.

Diagnostic. — Cancer d'estomac, qui fut trouvé à l'autopsie, avec généralisation hépatique.

Au voisinage de la surface convexe du foie, il y a une série de loges irrégulières, anfractueuses, renfermant des parois membraneuses épaisses ! et contenant une matière colloïde et gélatineuse avec quelques produits caséeux.

Les membres de la Société anatomique se sont rattachés au diagnostic anatomique de tumeur hydatique alvéolaire de Carrière.

OBSERVATION VI

WEBER EDMOND. — *Un cas d'echinococcose alvéolaire (multiloculaire).*

N. S... est issu d'une famille qui habite Ostermannigen, à une heure de marche d'Aarberg (canton de Berne). La région est coupée de collines. La population est exclusivement agricole et s'adonne à l'élevage du bétail et à la production du lait. Le lait est livré journellement à la fromagerie par chaque fermier sur un petit char auquel on attelle un chien de forte taille. Ces animaux, utilisés à la fois pour la garde des maisons et comme bêtes de trait, ne représentent aucune race pure. C'est généralement un jeune valet de ferme qui est chargé de la direction de l'attelage et lorsqu'il y a une pente à gravir, on voit garçon et chien s'essouffler côte à côte. De l'habitude de remplir régulièrement cette tâche en commun, il résulte tout naturellement une certaine intimité entre l'homme et le chien. Mon malade a été chargé de cette besogne jusqu'à l'âge de seize ans. Si, comme le dit Posselt, l'anamnèse de plusieurs des cas qu'il a décrits fait ressortir que certains malades n'avaient pas eu de promiscuité avec des chiens, je puis bien dire qu'il n'en a pas été ainsi du mien.

Dans la ferme des S..., on tient en général dix têtes de gros bétail. Elles appartiennent à la race du Simmenthal, tachetée rouge et blanc. La race noire et blanche, originaire de la Gruyère, n'a eu qu'exceptionnellement des représentants dans cette étable. J'ai cherché à obtenir des renseignements au sujet des maladies observées sur ce bétail. Le résultat a été purement négatif.

Ordinairement, il y avait aussi un ou deux chevaux dans les écuries. Par contre, l'élevage du mouton n'occupe qu'un rang tout à fait effacé dans cette contrée. Les S... n'en ont tenu que rarement. L'étable est bien séparée des chambres d'habitation. Le porc salé et fumé entre pour une forte part dans l'alimentation.

Le père et la mère de S... vivent encore. Le père, âgé de soixante ans, jouit d'une bonne santé. La mère est assez robuste, mais tousse depuis longtemps. Elle se plaint d'oppression. A l'auscultation, on lui trouve un murmure vésiculaire singulièrement dur au sommet gauche. Le fils aîné est atteint d'une affection du cœur, d'après ce qu'on me dit. Un autre fils, boulanger, présente une affection chronique des organes respiratoires. Une fille est morte à dix-sept ans de phtisie pulmonaire. Deux autres fils et une fille paraissent sains.

A l'âge de neuf ans, le malade a été atteint d'ictère, simultanément avec ses frères et sœurs. Cette affection a été bénigne et de courte durée. Peu après, tous les enfants S... furent atteints de scarlatine et guérirent sans complications. Sauf cela, S... a toujours été en bonne santé dans son enfance. Il était gai et vigoureux, avait bon aspect, et sa mère attribue cette santé florissante au fait qu'il consommait beaucoup de lait. Agé de seize ans, il quitte la maison pour aller apprendre le français en pays français. Il s'engage successivement comme valet d'écurie à Cudrefin, chez un voiturier de Neuchâtel, chez un voiturier de Colombier, puis devient portier d'hôtel. Il s'est marié huit mois avant sa mort, et a repris à la même époque l'exploitation d'un restaurant. Dans toutes ces places, S... n'a guère été en relation avec d'autres animaux domestiques que des chevaux. Je pense donc que l'infection parasitaire devait s'être produite antérieurement, c'est-à-dire à Ostermannigen. S... est mort à vingt-sept ans et cinq mois. Il résulte de là que l'affection a mis au moins onze ans et demi à évoluer.

Jusqu'à l'âge de vingt-quatre ans, S... a toujours continué à jouir d'une santé parfaite. Il était robuste. Au moment du recrutement militaire, il fut incorporé dans la cavalerie.

En 1898, à l'âge de vingt-cinq ans, il fut atteint d'une broncho-pneumonie grave. Le médecin qui le soigna craignit une poussée de tuberculose pulmonaire. Il n'en fut rien, mais la convalescence fut longue. A cette même époque, deux médecins consultés successivement lui firent observer que le volume de son foie était remarquablement grand. Il n'existait cependant ni ictère, ni douleur abdominale.

L'état des forces du convalescent redevint meilleur et il ne se préoccupa plus de ce qui lui avait été dit au sujet du volume de son foie. Il fit même encore un cours militaire de cavalerie sans en ressentir de malaise. On voit par là que l'envahissement par le parasite peut atteindre une grande extension sans qu'il en résulte des symptômes réellement douloureux ou gênants. Le malade ne sent pas qu'une affection absolument mortelle l'étreint de plus en plus. Huit mois avant sa mort il se maria.

S... vint me demander conseil pour la première fois le

12 avril 1900. Une démangeaison, vive le soir, avait fini par devenir insupportable. Sauf cela, mon client se disait en parfaite santé. Son examen va nous permettre de constater la grosse disproportion qui existait en réalité entre l'état objectif grave de sa santé et ses minimes plaintes subjectives. Du reste, il n'a été alité que peu de jours. Trois jours avant sa mort il jouait encore aux cartes.

A l'examen, je constatai l'existence d'un ictère léger mais très net. C'était là sans doute la cause du prurit qui s'étendait sur le corps entier.

Il s'agissait d'un jeune homme de taille moyenne, robuste et à musculature bien développée. Il assure qu'il a maigri ces derniers temps et que son ventre seul a augmenté de volume. Il est incommodé par un peu d'oppression chaque fois qu'il veut marcher vite ou gravir une pente. Il transpire après n'avoir fourni qu'un travail musculaire insignifiant. En palpant l'abdomen, on constate une augmentation colossale du volume du foie. Sur la ligne médiane, cet organe dépasse de 3 centimètres le niveau de l'ombilic. Dans la moitié gauche de l'abdomen, il forme une masse bien délimitée, son bord inférieur est arrondi, sans grosses protubérances. A droite, il descend plus bas encore, surtout dans sa partie postérieure qui déborde la crête iliaque. Sa consistance est d'une dureté frappante. Sa surface est un peu irrégulière, plutôt ondulée que bosselée. Il existe de la défense musculaire et une légère sensation de douleur à l'attouchement et à la pression. L'organe n'est pas mobile, car ni la pression manuelle, ni les deux temps de la respiration ne peuvent produire le moindre déplacement au niveau de son bord inférieur. Il n'est pas possible non plus, par une pression manuelle de bas en haut, d'interposer quelque viscère entre le foie et les téguments. La matité splénique est considérablement augmentée. Il existe un peu d'ascite, signalée par une matité peu étendue dans les parties déclives de la cavité abdominale. Les battements du cœur sont réguliers et ne sont pas particulièrement lents. Le thorax est coniquement distendu dans sa partie inférieure. Le malade ne tousse pas. La percussion permet de reconnaître que le volume du foie est aussi sensiblement augmenté dans sa partie supérieure et que les poumons sont refoulés de bas en haut. L'appétit est très satisfaisant. Il n'existe pas de malaise après les repas, pas de constipation ni de diarrhée. Les selles sont argileuses, quelquefois aussi, jaunes. Les urines sont émises en quantité suffisante, même abondamment ; elles sont de couleur rouge-brune, cependant pas très foncée. Elles ne renferment ni sucre, ni albumine, mais bien les matières colorantes de la bile. Pas d'œdème des extrémités. Sauf les démangeaisons, pas de plaintes subjectives bien nettes. Le malade affirme n'avoir jamais été buveur; il n'a pas de tremblement, ni de pituites. Il déclare n'avoir jamais eu d'affection vénérienne.

Je l'observai pendant plusieurs semaines. Son état ne s'améliora pas, tout au contraire. L'ictère devint de plus en plus intense; les téguments prirent une coloration verdâtre. La démangeaison s'exaspéra au point de devenir une torture. Le volume du foie augmenta encore. Presque pas de douleur. Le malade est debout et travaille. Il n'est pas inquiet, tandis que je ne puis cacher mon anxiété à sa famille qui a peine à la comprendre. J'engage S... à aller consulter des autorités médicales d'une ville d'université. Le résultat de plusieurs consultations est toujours le même, à peu de chose près. Un consultant écrit : « Il est évident qu'en présence d'une augmentation aussi énorme du volume du foie, il n'est plus possible de songer à l'ictère simple. L'absence de cachexie marquée exclut les tumeurs malignes. La forme et la consistance du foie indiquent un état scléreux, une cirrhose. Il est difficile de dire s'il s'agit de la cirrhose ordinaire, aboutissant secondairement à l'atrophie ou de la cirrhose hypermégalique. La rate est aussi augmentée de volume et il y a un peu d'ascite. Le pronostic paraît bien mauvais. Traitement : régime lacté et iodure de potassium ».

S... fut mis au régime lacté et absorba de l'iodure. Au bout de six semaines, l'ictère était encore plus intense et l'état général plus mauvais. Le foie grossissait toujours et était dur comme un morceau de bois.

Dans la suite, l'état de S... devint de plus en plus mauvais. Entre temps, un confrère consulté avait émis la possibilité d'une syphilis ignorée. La cure hydrargyrique fut consciencieusement exécutée, mais sans résultat.

L'oppression devint plus marquée. Dès le milieu d'août, l'auscultation faisait percevoir de nombreux râles humides aux deux bases. Le 8 septembre au soir, le malade est pris d'un violent frisson. Dans la nuit, agitation et délire. Il existe un léger mouvement fébrile (sauf cela, la température n'avait jamais dépassé la normale). Le pouls est peu résistant. Après quelques prises de caféine, il se produit une amélioration et la fièvre disparaît.

27 septembre. — La gencive qui entoure une dent cariée devient rouge et il s'établit spontanément une hémorragie en nappe, d'une continuité désespérante. Malgré tous les moyens employés, la perte de sang dura cinq jours et cinq nuits sans interruption.

En octobre, l'état général redevient plutôt meilleur. L'appétit est tout à fait bon. L'ictère est très intense. Pas de xanthopsie. La tendance aux sueurs profuses est excessivement marquée. Le malade se plaint d'oppression, mais se lève tous les jours et vaque à des occupations diverses.

3 décembre au soir. — Il est pris subitement de maux de tête toujours plus violents. Devenu tout à coup taciturne, il ne peut pas en décrire les caractères, mais répète plusieurs fois que la douleur est « énorme ». Dans la journée du 4, il reste étendu sur le dos, les paupières entr'ouvertes. Il vomit immédiatement tout ce qu'il prend. Le coma se dessine de plus en plus.

5 décembre à midi. — Il répond encore quand on l'interpelle à haute voix, mais retombe immédiatement dans un profond sommeil. Le pouls est à 34.

A 6 heures et demi du soir, tous les réflexes sont abolis. Pouls, 3o faible, un peu irrégulier, râles trachéaux. Vers minuit, S... succombe à la cholémie le 5 décembre 1900.

Le lendemain j'obtenais, non sans quelque peine, l'autorisation de procéder à une *nécropsie partielle.*

Dans la cavité abdominale, je trouvai une petite quantité de liquide jaunâtre, légèrement trouble. Le foie est englobé de tous côtés dans des masses adhérentes, solides et épaisses, et il est intimément soudé à tous les organes voisins. Son volume correspond aux constatations faites pendant la vie. En arrière, le lobe droit dépasse le niveau de la crête iliaque. Après avoir mis à nu une partie de sa surface, celle-ci présente une coloration blanc-jaunâtre, tendineuse, ne rappelant en aucune façon l'aspect du foie normal. Pour faire une incision dans cette masse étrange, le scalpel rencontre une assez forte résistance, due à sa dureté. La pénétration de l'instrument y provoque même une sensation et un bruit singuliers. J'excisai une grosse tranche de ce tissu que j'adressai à M. le professeur Zahn, à Genève. Le lendemain, M. Zahn me demandait, par télégramme, de lui envoyer si possible la pièce entière, car il s'agissait d'une tumeur à échinocoques alvéolaires. On me permit moins facilement de procéder à une nouvelle exploration. Je devais opérer dans des conditions défavorables, le cadavre étant placé dans le cercueil. J'avais dû promettre d'observer à son égard les plus grands ménagements. Une fois encore je reconnus que le foie était absolument adhérent et comme muré de toutes parts. Il était d'ailleurs si énorme, qu'il ne pouvait être question de le détacher. Il aurait fallu pour cela sortir en bloc tous les viscères de l'abdomen et le diaphragme qui n'était pas perforé. Convaincu de l'impossibilité de réaliser l'extraction complète de l'organe, j'eus l'idée de le couper en deux par le milieu, afin de sortir les deux moitiés séparément pour le reconstituer ensuite. Cette manière de procéder fut fatale et compromit définitivement mon projet. Ayant fait une très large

incision sagittale, un flot de liquide épais, brun sale,
inonda tout à coup le champ opératoire. Ce liquide provenait d'une volumineuse caverne à parois irrégulières, déchi-
quetées et anfractueuses qui occupait tout l'intérieur de la
tumeur. Cette abondante bouillie sanieuse ne fit pas faute
de se répandre de tous côtés et mit un terme forcé à mes
investigations.

Tout en haut et en arrière sous le diaphragme, je trouvai
une partie du foie dont l'aspect était normal et la consistance molle.

La rate était fortement hypertrophiée, mais dépourvue
de nodosités.

Voici les renseignements que M. le Dr Zahn, professeur
d'anatomie pathologique à l'Université de Genève a eu
l'obligeance de me fournir après *examen des trois fragments* que je lui avais adressés :

Le plus grand morceau mesure 20, 13, 10 ; le second
17 1/2, 9 1/2, 9, le troisième 6, 4 1/2, 2 1/2. Tous les trois
présentent une surface irrégulière, légèrement bosselée et
granuleuse. Le péritoine qui les recouvre est généralement
très épaissi et offre de nombreuses adhérences pseudomem-
braneuses conjonctives. A quelques endroits on peut encore
reconnaître des îlots du péritoine hépatique apparemment
normal ; toutefois ces foyers sont très rares et petits. Les
trois fragments sont tous extrêmement durs comme du
bois. Sur la coupe du petit (qui a une couleur blanc jaunâtre), on trouve dans un tissu, apparemment scléreux, de
nombreux petits trous de la dimension d'une pointe d'épingle
jusqu'à celle d'une grosse tête d'épingle, c'est-à-dire que
leur diamètre atteint jusqu'à 2 millimètres. Dans le plus
grand des deux autres fragments, il existe une cavité à
parois irrégulières, bosselées, présentant une forte coloration jaune-verdâtre. La cavité mesure 12 cm. 1/2, 8, 6 centimètres. Une cavité analogue et de même aspect se trouve
dans le second morceau : elle mesure 9, 9, 8 centimètres.

Dans l'organe et avant l'autopsie, les cavités n'en formaient qu'une seule; elle était éloignée de 7 à 9 centimètres de la surface.

Au premier coup d'œil, on reconnait l'aspect caractéristique du foie à échinocoques alvéolaires, l'examen microscopique confirme ce diagnostic.

Dans un tissu conjonctif extrêmement serré et très pauvre en cellules, se trouvent de nombreuses cavités, les unes isolées, les autres s'anastomosant entre elles. Elles sont tapissées de membranes, soit hyalines, soit distinctement lamelleuses, qui tantôt adhèrent aux tissus conjonctifs, tantôt en sont séparées. Dans un assez grand nombre de ces cavités, on aperçoit des fragments granuleux ayant de la ressemblance avec des cellules dégénérées ou avec de l'albumine précipitée, mais sans aucun caractère morphologique bien distinct. Dans aucune des nombreuses cavités examinées, on n'a pu trouver de scolex ou même seulement des crochets, toutes, grandes et petites, paraissant être des vésicules stériles. Le tissu conjonctif est très pauvre en cellules et encore là où il y en a, celles-ci sont atrophiées.

Nulle part on n'a pu trouver de cellules géantes. En quelques endroits, on trouve encore des cellules hépatiques atrophiées par compression et très difficiles à reconnaître.

Observation VII

Posselt, obs. 15 in Tyrol.

Femme de trente-huit ans, paysanne, habitant près de Salzbourg; née et ayant habité le Tyrol du Nord, à la limite de la Bavière.

Antécédents. — Père mort d'hydropisie, mère bien portante âgée de soixante-dix-neuf ans, trois frères ou sœurs bien portants.

A la naissance d'un fils actuellement âgé de sept ans, elle fut malade et ne put bouger les bras pendant trois ou quatre semaines.

A vingt ans, inflammation des poumons.

A trente ans, elle eut sans doute la fièvre typhoïde.

En avril 1894, diarrhée violente. Son entourage remarqua, pour la première fois, au milieu d'août 1894, la coloration jaune de son visage. Bientôt, elle eut des douleurs sourdes dans les hypocondres, surtout à droite, avec tendance aux sueurs. Au début, nausées et vomissements véritables.

Elle prétend que son ictère a présenté parfois une petite diminution.

Elle vient à l'hôpital le 2 décembre 1895 pour les douleurs abdominales. Son ventre augmente depuis décembre 1894.

Examen. — Femme bien constituée. Nourriture sobre. Ictère vert noirâtre de la peau et des muqueuses.

Cheveux abondants, secs, cassants.

Pupilles égales réagissant normalement. Langue craquelée, un peu sèche. Gonflement des gencives qui saignent facilement.

Aux poumons, en avant, sonorité bonne, matité à la base, une ponction retire un liquide clair, jaune, séreux.

Cœur : matité normale. Pointe dans le IVe espace inter-costal. La systole n'est pas franche, mais traînante à la pointe. A la base, on entend un bruit systolique très fort, surtout sur le sternum.

Abdomen : distendu. Circonférence à la base du thorax 95 centimètres, à l'ombilic 102 centimètres.

Pas d'adénites au cou ni à l'aisselle. Aux aines, ganglions comme des fèves, non douloureux.

Matité hépatique augmentée dans toutes ses dimensions, surtout du lobe gauche. Légère dilatation des veines, de la base du thorax et de l'abdomen.

Dans l'abdomen, il y a du liquide libre, météorisme.

Le foie augmenté, autant qu'on peut le palper à cause de l'ascite et du météorisme, est dur. On ne trouve pas de rugosités, de granulations, de bosses ou de sillons. Le bord paraît normal.

La matité splénique ne peut être affirmée à cause de l'ascite. Il n'y a qu'un œdème insignifiant à la région malléolaire gauche.

Urines : 400 centimètres cubes ; puis montent à 800 ; acides très biliaires. Densité 1.016. Riches en chlorures. Pas d'albumine ni de sucre.

L'examen du sang montre une diminution de l'hémoglobine : 40 à 45 pour 100 ; une diminution des globules rouges et une leucocytose faible.

Elévation de température, le soir 38°4. Pouls, 86. R., 28. Selles régulières, décolorées.

4 décembre. — Poids : 63 kilogrammes. Circonférence de l'abdomen, 100 centimètres ; deux jours après, 105.

Ponction d'ascite : 5 l. 400 de liquide séreux jaune, de réaction alcaline, contenant de l'albumine, des chlorures et des pigments biliaires en grande quantité.

Après l'évacuation de l'ascite, le foie fut reconnu nettement gros en totalité. On peut s'assurer de la forte hyperplasie du lobe gauche. Le bord inférieur se trouve à un travers de doigt au-dessus de l'ombilic. On ne sent pas la vésicule. Le bord inférieur du foie paraît épais, trapu. On ne trouve pas une résistance trop frappante de l'organe. Il est très difficile de palper le lobe droit à cause de la tension de la paroi ; il paraît pourtant dur, résistant.

Sang : hémoglobine, 50 pour 100 ; réseau fibrineux à peine apparent.

Globules blancs : 23.400, prédominance des polynucléaires.

Globules rouges : 392.000

Après la ponction, la diurèse augmente : 1.600, 2.000.

Poids le 10 décembre : 61 kilogrammes.

Les jours suivants, la malade prit une forte fièvre à 39 degrés et plusieurs selles diarrhéiques par jour ; l'ascite redevenait appréciable, les urines restaient abondantes.

16 décembre. — Circonférence, 1.000 centimètres. Urines, 2.000.

17 décembre. — Vertiges et céphalée. Epistaxis abondante qui se reproduira souvent dans la suite.

22 décembre. — Selles hémorragiques.

23 décembre. — Poids : 61 kilogrammes.

Pendant ce temps, les urines restent entre 1.650 et 2.800 de densité 1.017. Acides, brun foncé, avec des traces d'albumine. Urée : 24,7 par jour.

21 décembre. — Sang : hémoglob : 55 à 60 pour 100. Globules rouges : 3.840.000. Globules blancs : 12.400. Prédominance des polynucléaires.

27 décembre. — Circonférence à la base du thorax, 87 centimètres; à l'ombilic, 95 centimètres. Selles toujours décolorées.

29 décembre. — Urines : 3.100; pouls : 70 à 80.

6 janvier. — Etat subjectif bon, langue sèche.

L'ascite paraît diminuer. Circonférence à la base du thorax, 86 centimètres, à l'ombilic 90 centimètres. Le bord inférieur du foie est nettement perceptible et descend presque jusqu'à l'ombilic ; la surface du foie paraît lisse, le bord intérieur est trapu.

Pas de dilatations veineuses. Pas d'œdèmes.

Ponction de la tumeur : on retire une quantité très faible d'une masse colloïde jaune brun et un peu de liquide séreux. Au microscope, on trouve des globules rouges, des globules de pus, des globules graisseux, des détrictus. Les cellules ont parfois des noyaux nets, paraissant être des cellules hépatiques. Pas de crochets ou de membranes hydatiques.

Poids : 59 kilogrammes.

7 janvier. — Température : 40°1. Névralgies dentaires violentes. Extraction d'une dent cariée d'où hémorragie pendant quatre jours, qu'on ne peut arrêter.

20 janvier. — Douleurs précordiales, augmentées par la pression. Matité cardiaque très augmentée. Dyspnée; à la base du thorax à gauche, matité.

Température : 40 degrés le matin, 40°5 le soir.

2 1 janvier. — Dyspnée, tachycardie. Perte de forces, syncopes, cyanose et dyspnée progressive. Inconscience. Mort le 23 janvier 1896.

Autopsie par le professeur Pommer.

Diagnostic : Echinocoque multiloculaire du lobe droit du foie avec compression de l'hépatique, oblitération du cystique en partie substitution de la paroi de la vésicule. Cholémie. Compression de la veine porte près de sa division. Hypertrophie congestive de la rate : 575 grammes. Dimensions : 20/11/7. Ascite : 500 centimètres cubes. Hydrothorax bilatéral : à droite 50 grammes, à gauche 750. Hydropéricarde : 70 grammes. Pneumonie gauche croupeuse. Pleuropneumonie purulente. Infiltration des deux poumons. Hyperhémie du cerveau.

Poids du foie : 4.310. Le lobe gauche a une longueur de 26 centimètres, le lobe droit contient une tumeur comme une tête d'enfant, limitée par une capsule fibreuse épaisse. Derrière la tumeur, il y a une constitution inégale bosselée et on voit des petites taches vésiculeuses jaune clair. A la coupe d'avant en arrière, la tumeur est formée d'un tissu fibreux, condensé, limité par une capsule de 4 centimètres d'épaisseur en avant et latéralement de structure très condensée. Dans la capsule, se trouvent quelques formations comme une lentille ou un pois, translucides, jaune brunâtres, facilement détachables, ressemblant à des gouttes. On en trouve de plus petites sur le bord. Le centre de la tumeur est formé d'un tissu grossièrement réticulé, blanc, crayeux, mais non calcifié, dans les mailles duquel est un tissu conjonctif fibreux, condensé. Là aussi, il y a des vésicules grosses comme des grains de mil ou de chenevis. En dehors du bord de la tumeur, on trouve des vésicules dans le tissu du foie encore conservé. On trouve une petite cavité de ramollissement en forme de crevasse dans la capsule, latéralement.

Melnikow (cas 94) a vu la pièce en 1900, il a prélevé des

fragments. La dégénérescence caséeuse est presque complète, la structure alvéolaire est presque absente, la masse caséeuse est crayeuse.

Au microscope, le stroma est composé de tissu nécrotique dans lequel on ne trouve presque partout que de petites vésicules de chitine et des masses caséeuses. Dans quelques préparations, on voit des alvéoles logeant des pelotons de chitine. De la forme des alvéoles on peut conclure qu'elles se sont formées par perforation des vaisseaux. Le stroma prend par places une coloration bleue.

La zone d'envahissement est formée de tissu conjonctif et d'un tissu de granulation, nous y trouvons des cavités revêtues de pseudo-gigantoblastes et des granulomes en dégénérescence caséeuse. On voit aussi des formes jeunes. Dans le foie, cirrhose diffuse mixte.

Dans la capsule de Glisson, on voit des cavités remplies de masses cellulaires dégénérées mêlées à des débris de chitine : angiocholite échinococcique.

Observation VIII

Melnikow cas 1. Clinique chirurgicale de l'Université de Moscou 1898. *Echinocoque alvéolaire du foie, du poumon et des ganglions lymphatiques.*

Paysanne de trente-cinq ans, veuve, du gouvernement de Rjasan. Courte notice sur l'histoire de la maladie ; anamnèses : la patiente, garde-malade à la clinique, a eu cinq enfants. Elle était autrefois bien portante et tomba malade subitement. Elle s'aperçut pour la première fois le soir avant son entrée, qu'elle avait une tumeur à l'épigastre grosse comme une orange. La nuit elle eut des vomissements, de la dyspnée et de la douleur dans l'hypocondre droit. A la clinique chirurgicale de l'Université de Moscou (professeur Lewschin), elle fut reçue pour des symptômes de péritonite.

Etat. — Toute la moitié droite du ventre est occupée par

une tumeur dure qui en haut se continue avec le foie. Au-
dessous de l'ombilic, on reconnaît une autre tumeur comme
une tête d'enfant. Elle se rattache à la première tumeur par
un pédicule et donne à la percussion un bruit tympanique.

Evolution. — Le jour de son entrée, la malade fut opérée :
par une incision de l'hypocondre droit, on mit à jour la
tumeur supérieure et on l'ouvrit ; il en sortit une masse de
pus fétide. La cavité de l'abcès fut lavée au permanganate
de potasse et fut drainée. Pendant quatre semaines après
l'opération, la température monta jusqu'à 39 degrés. Le
drain donna sans cesse un liquide purulent, état général ;
sommeil, appétit diminuaient peu à peu, les forces baissaient.
A la fin de la vie, il se produisit une hémorragie abondante
dans la cavité de l'abcès.

Relation de l'autopsie (16 avril 1898, Dr Wlassow).

Ictère et amaigrissement. Pas de liquide ascitique.

Foie : 38 centimètres de long ; en largeur, lobe droit :
27 centimètres, lobe gauche : 28 centimètres ; hauteur :
12 centimètres. Poids 5.300 grammes. Le foie est adhérent
aux organes voisins. Tout le lobe droit est occupé par une
tumeur dure, à grosses bosselures, de la grosseur d'une
tête d'enfant avec cavité de ramollissement au centre. Les
parois, épaisses de 4 centimètres, sont formées d'un tissu
dur, gris blanchâtre. La face interne est colorée en vert
noir, recouverte de restes du tissu nécrosé qui est envahi
par le pus et la bile. Dans le tissu du foie autour de la
tumeur, il y a des noyaux rassemblés par places, bosselés
comme des noix, qui à la coupe ont de petits alvéoles à
contenu biliaire. Le lobe gauche est hypertrophié.

Je puis ajouter quelques détails d'après l'examen de la
préparation, en février 1900. Là où la cavité centrale se
rapproche de la face supérieure du foie, la capsule est
épaisse, jusqu'à 1 et 2 centimètres, et on voit entre les
faisceaux du tissu scléreux des travées de détritus caséeux.
Sur la capsule, le tissu de la néoformation est en dégénérescence caséeuse ; il a une apparence de marbre à la coupe.

La limite entre la tumeur et le foie est irrégulière, dentelée, entourée d'une couche de tissu jeune. Au voisinage le plus proche de la tumeur, il y a des foyers ovales de 3 à 4 millimètres, caséeux, qui sont séparés de la néoformation par une couche de tissu hépatique scléreux de 1 mm. 5 d'épaisseur. Le bord de ces petits foyers est aussi dentelé ; aussi bien la couche limite de la néoformation que les noyaux ont un aspect marbré, une structure finement réticulaire et contiennent des alvéoles comme des grains de mil. A la coupe de la tumeur, on trouve dans les masses caséeuses, seulement à la limite, des alvéoles qui ont 2 à 4 millimètres et à contenu colloïde. Dans les parties en dégénérescence caséeuse, on trouve nettement le dessin du foie ; les acini en dégénérescence caséeuse paraissent comme des bandes troubles également jaune brunâtre, ils sont entourés de tissu conjonctif abondant qui est dessiné par son brillant cartilagineux. C'est cette combinaison de couleurs qui fait paraître la tumeur marbrée ; le tissu du foie ressemble à un foie muscade.

Dans le médiastin postérieur, sur le diaphragme, les ganglions lymphatiques forment une tumeur ronde, dure, de 3 cm. 5. A la coupe, on trouve une capsule conjonctive épaisse de 3 millimètres qui renferme deux couches de néoformation : une périphérique jaune clair de structure homogène et une centrale de structure à petits alvéoles. Dans celle-ci, on retire facilement des bouchons des alvéoles. Elle présente aussi des amas de sels calcaires.

La rate mesure 16/10/4 centimètres.

Appareil respiratoire : le lobe moyen du poumon droit présente directement sous la plèvre un noyau dur, irrégulièrement sphérique, qui mesure 2, 5 et 2 centimètres. La plèvre paraît injectée, sclérosée, brillante comme un tendon, avec des formations en forme de tubercules à la périphérie. Ces dernières ont leur centre un peu dégénéré. La limite entre la formation et le tissu pulmonaire est nette. A la coupe, la formation apparaît jaune clair, ressemble

comme coloration à une gomme, et aussi comme consistance.

A un examen précis, la tumeur a un aspect finement
granuleux à la coupe, formé par un réseau à fines mailles.
Le tissu pulmonaire est œdémateux et congestionné à la
base.

Les autres organes ne présentent pas de modifications
particulières.

Diagnostic anatomique. — Echinocoque alvéolaire multiple du lobe droit du foie avec suppuration. Echinocoque
alvéolaire des ganglions périportaux profonds et du lobe
moyen du poumon droit. Hypertrophie du lobe gauche du
foie. Tumeur chronique de la rate. Dégénérescence parenchymateuse des reins. OEdème pulmonaire. Hydropéricarde.
Dégénérescence parenchymateuse du myocarde. Ictère. Ina-
nition très grande, septicopyohémie.

Examen microscopique. — L'examen microscopique de ce
premier cas de ma statistique dans lequel la tumeur du foie
primitive a donné des métastases dans les ganglions et le
poumon a été étudié à fond. J'ai fait plus de cinq cents préparations, y compris les noyaux des ganglions et du poumon.
Pour symboliser dans la description de ce cas les nouvelles
notions que j'ai mises en évidence au cours de mes examens
sur la pathologie générale et la zoologie de l'échinocoque
alvéolaire, j'ai employé une terminologie spéciale : « cavernen », « alvéole », « Chitinknaüel, pelotons de chitine »,
« Jugendformen », etc. Bien que, pour établir mes nouvelles
idées sur la vie de l'échinocoque alvéolaire dans le tissu de
l'homme, j'aie été obligé de décrire le premier cas de façon
relativement longue, ma terminologie spéciale m'a permis
de raccourcir la description des autres cas de ma statistique.

I. **Foie.** — Dans le foie il y a des changements :
A). — Dans la tumeur ;
B). — Dans la couche limite de celle-ci ;
C). — Dans le tissu hépatique avoisinant.

A. — La tumeur elle-même est formée d'un tissu conjonctif nécrotique dans lequel on trouve de petites vésicules de chitine mortes. La plupart des vésicules ont moins de o mm. 15, un petit nombre seulement ont o mm. 3. L'enveloppe de chitine de la vésicule morte est mince, sans structure. Elle est, soit appliquée contre le tissu environnant, soit libre dans la cavité. Dans d'autres cas, la tumeur n'a pas de vésicules de chitine à contenu clair et ressemble, par sa structure homogène, à un tissu tombé en nécrose de coagulation, aux infarctus anciens.

A un plus fort grossissement, on voit dans la masse de la tumeur homogène des formations rondes qui présentent par l'action de l'éosine et de l'acide picrique une coloration diffuse, dont les dimensions sont o mm. 0034 à o mm. 017, qui sont formées d'une substance chitineuse homogène et renferment de petits noyaux. Ces formations qui n'ont pas de lumière et confluent avec le tissu de la tumeur, ne sont autres que des embryons morts du parasite.

Sur les préparations, colorées par la méthode de Von Giesen, on voit le tissu périportal augmenté; entre les bandes dures, épaisses de celui-ci, on voit des foyers qui ont une coloration jaune brun. Ces foyers sont formés de faisceaux conjonctifs qui sont bien colorés par la fuchsine. Ces faisceaux sont des restes du stroma conjonctif et des capillaires des acini du foie qui ont dégénéré quand les formes jeunes du parasite se sont installées à leur intérieur. La substance nécrotique du foyer provient des cellules du foie dégénérées et des embryons morts du parasite.

Le tissu conjonctif de la tumeur est, par places, nécrosé; il est envahi par la chaux et se colore de façon intensive par l'hématoxyline.

Par la coloration du tissu élastique, on trouve que, dans le voisinage de la tumeur, il est relativement peu modifié. Sur les préparations, on voit que les vaisseaux périportaux petits et grands sont remplis de tissu conjonctif qui ressemble, par sa structure, au tissu de la masse principale de la tumeur. C'est seulement par la membrane fenêtrée qu'on peut reconnaître les vaisseaux oblitérés.

Par places, apparaissent des alvéoles qui ont 3 à 4 millimètres de long et 1,5 à 2 millimètres de large; ils sont limités par une enveloppe de chitine mince qui prend peu l'hématoxyline. A l'intérieur, se trouvent des globules rouges en grande quantité. Un de ces alvéoles a une paroi irrégulière, crevassée et contient une masse finement émiettée dans laquelle on peut distinguer :

1° Des cellules normales du foie dont les noyaux prennent l'hématoxyline de façon intense;

2° Une vésicule de chitine ronde, de o mm. o9; son enveloppe épaisse de o mm. o1 prend l'hématoxyline; elle est recouverte à l'intérieur et aussi à l'extérieur d'une couche de protoplasma granuleux;

3° Un embryon ovale de o mm. o67 de long sur o mm. 34 de large, qui se compose d'une substance protoplasmique finement granuleuse sans noyaux;

4° Des particules de chitine de formes et de grandeurs variées.

L'alvéole décrit est en connexion avec un vaisseau sanguin dont le parasite a percé la paroi.

Dans quelques préparations, on voit dans la substance nécrotique de la tumeur des figures rondes, de 1 à 2 millimètres qui sont composées d'un tissu de granulation riche en noyaux. Au centre de ces figures on trouve, entre les cellules épithélioïdes et les cellules géantes, une cavité qui est pleine d'un protoplasma finement granuleux. Au voisinage, il y a, par places, l'infiltration riche en cellules rondes de l'inflammation purulente. Le tissu de granulation est très riche en vaisseaux. Les formations d'infiltration se trouvent dans la capsule de Glisson qui s'est transformée en tissu de granulation par l'arrivée de parasite. Sur les coupes en série, on peut se rendre compte de la connexion entre le tissu de granulation profond dans la masse nécrotique de la tumeur et celui qui est à la limite de la néoformation; une telle distribution sinueuse du tissu de granulation est caractéristique de l'échinocoque alvéolaire.

B. — La structure microscopique de la couche limite sera étudiée d'après deux préparations. Sur la première, on voit comment les formes jeunes pénètrent dans le tissu hépatique et comment elles forment les granulomes.

Les acini du foie ont du tissu conjonctif en quantité anormale, le tissu hépatique est atrophié. Des granulomes confluents se trouvent en un point de la préparation ; ils sont nés de formes jeunes du parasite qui abandonnent la capsule de Glisson où est leur masse principale.

Les branches de la veine porte sont oblitérées dans le tissu hépatique.

L'autre préparation représente la structure caverneuse de la zone limite et les formes jeunes du parasite dans les « cavernen ». La pénétration de ces derniers s'accompagne de cellules épithélioïdes. Dans la partie de la préparation tournée vers la tumeur, on trouve une riche kariorhexis.

Sur les deux préparations, on trouve, çà et là, dans les « cavernen » des cellules géantes.

Quels changements le parasite produit-il dans la capsule de Glisson sur :

1° Les vaisseaux sanguins ;

2° Les voies biliaires ;

3° Les nerfs.

1° Vaisseaux sanguins. — Une préparation montre une artère dont la lumière est oblitérée par le tissu conjonctif. Aussi bien dans le tissu conjonctif que dans la paroi du vaisseau elle-même, on voit de nombreuses « cavernes » avec des formes jeunes du parasite. Des « cavernes » séparées trouvent place dans la membrane fenêtrée. Dans le tissu de la lumière, autour du vaisseau, partout on observe une infiltration de petites cellules. L'endartérite oblitérante est provoquée par les formes jeunes qui se trouvent dans les couches de l'artère. Là ce sont les *vaso vasorum* qui ont transporté le parasite. Les changements produits par l'échinocoque alvéolaire sur le vaisseau peuvent être rapportés à l'endartérite et la mésartérite échinococciques;

2° Canaux biliaires. — Il s'y produit de vives réactions inflammatoires. Les parois sont nécrosées. La lumière est remplie d'une masse de cellules granuleuses dans lesquelles on distingue des lamelles de chitine, des cellules cylindriques et des formes jeunes du parasite. Les lamelles de chitine sont infiltrées de pigments biliaires; les cellules épithéliales se sont séparées de la paroi du canal et sont en groupes au milieu de la sécrétion catarrhale; les formes jeunes représentent le parasite sphérique qui a o mm. o34 entouré d'une capsule de o mm. oo34 et qui est formé d'un protoplasma finement granuleux, dont les noyaux se colorent par l'hématoxyline. En dehors, il y a ça et là des formes jeunes qui déjà sont plus ou moins mortes et dégénérées.

Dans la paroi nécrosée du canal biliaire, on trouve une « caverne » qui contient une vésicule de chitine morte.

Les modifications décrites peuvent s'appeler angiocholite échinococcique;

3° Les nerfs de la capsule de Glisson ne sont pas restés indemnes, comme le montre une préparation où il y a un nerf de o mm. 225. Au milieu du nerf, on voit une cavité de o mm. 102 de long et o mm. 017 de large, qui contient un jeune parasite de même dimension. Le parasite est formé d'un protoplasma finement granuleux, vacuolaire, dont les noyaux prennent l'hématoxyline et entouré d'une membrane relativement épaisse. Dans son voisinage se trouvent trois formations protoplasmiques ressemblant à des cellules géantes, formes jeunes avec cellules immigrées. Le névrilème forme un anneau autour du parasite. Sur d'autres préparations, on trouve dans le périnèvre une infiltration de petites cellules ou des foyers miliaires de cellules rondes : névrite échinococcique.

Le tissu conjonctif de la capsule de Glisson présente les modifications suivantes : il contient des cavités typiques avec des formes jeunes et granulomes. Il est formé soit d'éléments cellulaires non dégénérés, soit d'une substance de nécrose de coagulation. Le tissu de granulation, riche en noyaux de la capsule, présente des fibroblastes et des gigantoblastes.

Dans une préparation, on observe les formations suivantes :

a) Un corps ovoïde entouré d'une capsule homogène, qui contient des éléments immigrés du protoplasma finement granuleux avec petites formations ovales. Ce corps est un phagocyte ayant capturé un embryon.

b) Au milieu des cellules du tissu, il y a un groupe de petites formations qui sont formées d'un protoplasma granuleux qui sont la matière d'un embryon dont la membrane est dégénérée.

c) Enfin, on trouve une formation ovoïde dont la plus grande moitié est immigrée, est formée d'une rangée de noyaux. Autour, on voit des figures semblables à divers stades de phagocytose.

d) Entre les cellules de granulations, il y a çà et là un protoplasma finement granuleux du parasite.

Le tissu de granulations de la capsule de Glisson est entouré d'un tissu dur, fibreux, sur lequel le parasite n'a pas encore agi.

La préparation décrite représente le développement des embryons dans la capsule de Glisson. On remarque que les embryons ovoïdes encapsulés tombent en proie aux phagocytes.

L'inflammation produite par les formes jeunes peut s'appeler phlegmon échinococcique.

Lorsque les embryons du parasite deviennent la proie des leucocytes, on peut remarquer qu'ils ressemblent à des cellules géantes ; pourtant, celles-ci ne sont pas dans une membrane de chitine, et dans les embryons ce sont des noyaux immigrés qui font ressembler à des cellules géantes.

Par places, ces cellules géantes d'origine parasitaire sont en groupes nombreux et ont une grandeur appréciable, comme, par exemple, dans une préparation au voisinage d'un canal biliaire, il y a une masse de protoplasma avec de gros noyaux nombreux, ayant o mm. 136 de long et o mm. 067 de large. A côté d'elle, on voit encore quatre formations protoplasmiques irrégulières, de grosseur peu considérable. Dans l'une, on peut distinguer la structure finement granuleuse du parasite et les vacuoles; dans une autre, les boules hyalines rondes : autour, on voit des fibroblastes, dont quelques-uns dégénérés. Sur une autre préparation, on trouve des figures semblables :

1° Par exemple, dans un vaisseau lymphatique, on trouve un embryon de o mm. 051 en forme de poire; il est entouré d'une membrane sans structure, et contient un protoplasma finement granuleux. Au centre, il y a un noyau éosinophile; à la périphérie, pénètrent des leucocytes;

2° Dans une deuxième préparation, il y a un parasite de même forme, de o mm. 067, avec une membrane et des leucocytes immigrés;

3° Deux pseudogigantoblastes se remarquent sur une troisième préparation; ils mesurent o mm. 027 à o mm. 034; leur centre est éosinophile; il y a un gros noyau rond.

Dans le tissu de granulation de la capsule de Glisson, on voit aussi des vésicules de chitine de forme et de grandeur variées. Dans une préparation, on trouve une rangée de vésicules rondes, limitées par une membrane mince, sans structure, dont la face interne est recouverte d'un protoplasma finement granuleux avec noyaux. Dans une vésicule, on trouve à la face interne un jeune parasite typique, rond, de o mm. 034, entouré d'une membrane typique, sans structure, et renferme un protoplasma finement granuleux avec de petits noyaux.

Dans les petites alvéoles de la capsule de Glisson qui ne

sont autres que les fins vaisseaux lymphatiques et sanguins, on trouve des vésicules de chitine (fig. 20) qui ont une membrane de chitine mince, colorée en bleu par l'hématoxyline. La longueur de telles vésicules en forme de spirale est de o mm. 1. La membrane présente des saillies externes et internes. Cet état de la vésicule de chitine est le même pour chaque figure de chitine compliquée (peloton : Knaüel), qui est typique dans les ganglions de ce cas. Ils se distinguent parce que le protoplasma finement granuleux se trouve aussi bien à l'intérieur et à l'extérieur. Ce sont des embryons de parasite, ils se trouvent le plus près du tissu de nécrose et représentent des formes abortives des pelotons de chitine dont nous parlerons plus loin.

Nous observons les formes jeunes dans la zone limite, de façon précise sur neuf préparations. De l'examen de ces préparations, il ressort que les formes jeunes sont dans des cavités de vésicules de chitine stériles et meurent dans le tissu caséeux. Une étude précise de la zone limite montre de quelle manière se forme la nécrose de coagulation de la néoformation alvéolaire.

Dans une préparation, une large couche de tissu de granulations, formée de cellules épithélioïdes avec des noyaux vésiculeux bien colorés et de cellules rondes avec noyau intensément coloré, limite le tissu hépatique atrophié. Dans ce tissu on voit un foyer rond irrégulièrement caséeux. Son centre renferme un jeune parasite sphérique de 0,051 millimètres. Il est en voie de nécrose. Autour du parasite sont les noyaux des éléments de granulation, qui par suite de la nécrose perdent leur colorabilité. Dans la zone du bord du noyau caséeux, il y a de petites vésicules de chitine, colloïdes, mortes. Le noyau caséeux est entouré d'une couche de cellules épithélioïdes à la périphérie desquelles il y a une couche de cellules rondes.

A la limite du foyer, il y a karyorhexis dans les noyaux (pyknose).

La structure histologique du noyau caséeux décrit

montre qu'il est, comme le granulome infectieux, formé de
cellules épithélioïdes et rondes qui se transforment en tissu
de granulation par l'action des toxines produites par le
parasite jeune. Les petits foyers caséeux se présentent
comme les tubercules miliaires, indépendants les uns des
autres et se liquéfiant pour former le tissu nécrotique.

Comment se forme le tissu de granulation de la couche
limite? Il vient du tissu conjonctif qui se trouve à l'intérieur des acini hépatiques et aussi dans leur voisinage.
Le tissu périportal surtout est l'origine du tissu conjonctif
jeune ; le tissu conjonctif du fond des acini augmente
aussi et forme le tissu de granulation. L'impulsion à
la multiplication des éléments cellulaires est donnée par
les toxines que produisent les formes jeunes en grande
quantité dans la couche limite de la néoformation : on en
trouve 10 à 15 dans un champ de microscope au grossissement 275.

Où se trouvent les formes jeunes? Elles pénètrent entre
les travées hépatiques, augmentent et pénètrent alors dans
les capillaires du foie. En coupe longitudinale, les capillaires envahis par la substance granuleuse du parasite sont
des canalicules allongés; en coupe transversale, ils ont
l'aspect de cavités irrégulièrement rondes ou ovales. Nous
appelons « cavernes » ces endroits dans lesquels on
trouve le parasite. Au microscope, la structure rappelle les
angiomes. Les « cavernen » ont une paroi de 0,077 de
large, composée de cellules de granulation avec de gros
noyaux nombreux.

La paroi caverneuse se développe dans le tissu conjonctif
interacineux, soit par compression mécanique, soit chimi-
quement par l'inflammation produite par le parasite dans
les capillaires. Les cellules du foie s'atrophient, dégénèrent
et meurent. Le tissu interacineux prolifère d'abord, donne
des fibroblastes et des cellules géantes. On trouve des
noyaux hypertrophiés et des figures de division karyoki-
nétique.

De cette manière les capillaires se transforment en « cavernen ».

A la limite de tumeur, on observe à l'intérieur des acini comme entre eux, une cirrhose diffuse. Les travées hépatiques, avant que le parasite se soit infiltré entre elles, sont comprimées par le tissu conjonctif et meurent.

Comme nous l'avons vu plus haut, les « cavernen » contienrrent du protoplasma finement granuleux, soit sous forme d'embryons. de o,o17, tantôt ronds, tantôt ovales, soit d'une masse informe avec vacuoles et noyaux. La première forme est un embryon sphérique entouré d'une membrane mince, sans structure ; son contenu augmente avec le temps, la membrane crève et le protoplasma granuleux se répand, il atteint la paroi libre des capillaires et ceux-ci sont transformés en « cavernen »

Les toxines du parasite provoquent la prolifération du tissu cellulaire avec la dégénérescence des cellules du foie. L'activité productrice des éléments du tissu est augmentée mais fait bientôt place à une métamorphose: on arrive au tissu de nécrose. En même temps, par les toxines de l'échinocoque se produit une chimiotaxie positive sur les cellules migratines qui se réunissent dans la « caverne ». Par symbiose entre les cellules du parasite et les cellules du tissu, on trouve dans le corps des jeunes parasites une série de transformations qui ont été décrites plus haut. Le résultat final est la transformation du jeune parasite en une vésicule de chitine stérile, forme d'involution abortive. Dans le tissu nécrotique, la vésicule dégénère et meurt.

De cette manière, par envahissement des embryons dans les espaces du tissu et dans les capillaires, il se forme la dégénérescence caséeuse du tissu néoformé.

Sur l'origine des formes jeunes, on peut dire qu'elles naissent dans les alvéoles, à l'intérieur du peloton de chitine, et de là vont dans le tissu. La capsule de Glisson, dans les vaisseaux de laquelle l'échinocoque alvéolaire s'est primitivement arrêté et dans laquelle il se développe, est le lieu de développement des formes jeunes qui, de là, vont dans les acini du foie. Par l'envahissement des formes jeunes, se forment des granulations miliaires dont la structure ressemble à un granulome infectieux. Au centre de ce granulome, on observe fréquemment la dégénérescence caséeuse. Dans une préparation, on a le noyau caséeux du granulome miliaire, il est entouré d'une couche de noyaux en karyorhéxis ; à la périphérie couronne de cellules épithéliales, puis cellules rondes.

La grandeur du granulome avec centre caséeux varie de o,3 à o,5. Dans une autre préparation, il y a un granulome miliaire sans dégénérescence caséeuse. Il est dans une « caverne » qui contient un jeune parasite granuleux.

C. — Le tissu du foie, au voisinage immédiat de la tumeur, se trouve en état de cirrhose atrophique avec boules de pigment brun foncé dans le tissu. Les capillaires du foie sont augmentés ; dans le tissu conjonctif on voit beaucoup de vaisseaux et de capillaires. Le tissu conjonctif augmente dans la capsule de Glisson et aussi dans les acini du foie. Ceux-ci sont par places très atrophiés; leurs travées, très amincies, ont pourtant leur structure normale. La plupart du temps, on observe la figure de cirrhose mixte. Par places les cellules du foie sont en dégénérescence graisseuse. La congestion veineuse est nette. Les branches de la veine-porte, au voisinage de la tumeur, sont oblitérées. Il y a de l'artério-sclérose. Dans le tissu du foie, il y a des noyaux métastatiques qui sont ovales et mesurent 7 et 4 millimètres. Au centre, se trouve le vaisseau périportal ; les voies biliaires ont conservé leur épithélium cylindrique. Les noyaux sont entourés de tissu nécrotique, comme la tumeur principale.

Les zones du bord sont dentelées et présentent un tissu de granulation avec structure caverneuse typique et formes jeunes. Les métastases reproduisent ainsi la structure de la tumeur primitive et proviennent de pénétration des embryons dans les vaisseaux de la capsule de Glisson d'où ils se disséminent dans le foie.

II. **Ganglions lymphatiques.** — Le ganglion est rendu méconnaissable par l'échinocoque alvéolaire. Il est sclérosé en masse, il ne reste plus trace de tissu lymphoïde; on trouve seulement, sous la capsule qui est infiltrée de petites cellules, des foyers ronds caséeux de follicules. Le reste du ganglion est un tissu homogène sans noyaux, nécrotique, dans lequel trouvent place des alvéoles contenant des pelotons de chitine ronds.

La couche capsulaire épaisse de o mm. 3 à o mm. 5, est composée d'un tissu de granulation riche en vaisseaux ; dans cette couche il y a de gros foyers caséeux. Au milieu d'un de ces foyers, on remarque une vésicule de chitine ronde. Celle-ci a une capsule et un protoplasma granuleux avec noyaux très colorables. Le foyer caséeux est entouré d'une couronne de cellules épithélioïdes.

Dans le tissu cellulaire qui entoure le ganglion (médiastin postérieur), se trouvent de petites vésicules de o mm. o5 à o mm. 10 ; celles-ci proviennent de formes jeunes ou d'embryons qui ont émigré du ganglion. Au voisinage de la vésicule, il n'y a pas de réaction.

Autour de la couche de granulation mince, il y a une couche de tissu fibreux épaisse de 3 à 4 millimètres.

Dans les intervalles de son réseau fasciculaire, on trouve du protoplasma granuleux du parasite. Dans cette couche, il y a des vésicules fines et des foyers caséeux en petit nombre.

Encore plus profondément, il y a une masse nécrotique qui est fortement calcifiée, tellement que les détails s'y distinguent difficilement. On y voit des restes de stroma conjonctif et des vésicules petites, ratatinées. Entre celles-ci on trouve dans la masse caséeuse des embryons morts à capsule homogène épaisse.

Les artères sont remplies de tissu conjonctif. On y voit à l'intérieur et aussi à l'extérieur de la membrane fenêtrée des vésicules miliaires. La lumière des artères est remplie par un tissu poreux coloré en rose par le Van Gieson. Dans les mailles du tissu conjonctif, il y a du protoplasma finement granuleux et des cavités rondes. Dans celles-ci, il y a une membrane de chitine mince qui forme la paroi. Cette membrane fait penser que les cavités sont des formes abortives de vésicules de chitine. L'adventice est très épaisse, également envahie par les vésicules stériles. On peut appeler cela endartérite et périartérite échinococciques.

La caractéristique de la tumeur alvéolaire, ce sont les alvéoles à contenu chitineux. Les grands ont entre 1 et 5 millimètres. Ce sont les gros vaisseaux sanguins et lymphatiques envahis par le parasite...

Dans une loge il y a de petits embryons qui sont ovales ou ronds. Ils sont formés d'une substance eosinophile brillante, finement granuleuse.

On trouve dans les embryons ovoïdes la dégénérescence chitinienne ; ils se transforment en formations homogènes colorées en rouge rose par l'éosine...

Dans l'intérieur des pelotons il y a, çà et là. des corpuscules calcaires..., les uns contiennent des sels de chaux, les autres non et se colorent en bleu par l'hématoxyline.

Dans les pelotons, il y a des figures qui ressemblent par leur grandeur et leur forme à des scolex sans crochets.

III. **Poumons.** — On trouve des modifications dans le noyau métastatique à sa limite et dans le poumon voisin, etc...

De tout ce que nous avons observé sur la néoformation dans le foie et dans les métastases ganglionnaire et pulmonaire, nous pouvons conclure que dans le foie il y a structure caverneuse avec formes jeunes du parasite. Dans les ganglions, il y a des alvéoles contenant des crochets, pendant que dans le poumon les modifications portent sur

le système des vaisseaux et principalement sur les lymphatiques.

OBSERVATION IX

JENCKEL 1907.

Il s'agit d'un ouvrier de trente et un ans, né à Eisenach et
n'ayant jamais vécu dans les pays du sud. Depuis quinze
ans, cet homme demeurait dans les environs de Göttingen.
On l'envoya de la clinique médicale à la clinique chirurgicale du professeur Braun, le 7 mars 1905, pour être opéré.
Le diagnostic était : échinocoque hydatique du foie.

Antécédents. — C'est un homme de grandeur moyenne ;
un an auparavant il est tombé de 5 mètres et se fit une
violente contusion à la suite de laquelle s'installèrent de
grandes douleurs dans les régions lombaire et scapulaire.
En même temps il s'est développé lentement une tuméfaction dans la région hépatique qui augmenta de volume,
surtout pendant les derniers mois, et occasionna de la gêne
respiratoire. L'appétit diminua peu à peu, le visage changea
de couleur.

A l'entrée, il a un aspect très misérable, il est amaigri.
La peau est légèrement ictérique, les pommettes sont sail-
lantes, le pannicule adipeux est très faiblement développé.

L'abdomen est en tonneau, ballonné, le côté droit surtout au niveau de l'hypocondre.

Le bord inférieur du foie déborde de 3 doigts la ligne
horizontale passant par l'ombilic. On le palpe en totalité, il
est dur mais on ne sent pas de bosselure à la surface du foie.
Le point de distension maxima est entre l'ombilic et l'appendice xyphoïde. La pression est douloureuse à ce niveau.
Le bord du foie arrive à gauche presque jusque sur la ligne
mamelonnaire, croisant la ligne blanche à la hauteur de
l'ombilic ; le bord supérieur va jusqu'à la VIᵉ côte. Le
ballonnement est causé princiaplement par l'ascite libre. La
circonférence du ventre à la hauteur de l'ombilic est de

87 centimètres, à mi-chemin entre l'ombilic et l'appendice xyphoïde 87 centimètres, sur l'appendice xyphoïde 88 centimètres entre l'ombilic et le pubis 71 centimètres.

Par les changements de position on a une succession de bruits distincts à droite du grand droit, entre l'ombilic et l'appendice xyphoïde. On sent au palper une tuméfaction comme le poing distendue nettement et dont la pression est douloureuse.

Les organes thoraciques ne présentent aucune modification. Dans l'urine, ni albumine, ni sucre. Rien au toucher rectal.

D'après cet état, nous sommes portés à penser qu'il s'agit d'un échinocoque uniloculaire du foie, dont le sommet est à l'éminence comme le poing, en bosse entre l'ombilic et l'appendice xyphoïde. Cette région était mise au jour le 10 mars 1905 sous le chloroforme (professeur Braun) et, en vue de ponction et incision plus tard, fixée par une suture à la soie qui unissait par des points multiples le dôme du foie au péritoine pariétal. Quatre jours après on ponctionne la partie découverte, ne présentant pas de changements macroscopiques, les ponctions sont faites à la vérité dans diverses directions et à diverses profondeurs. Pourtant pas trace de kyste, bien qu'on ait choisi pour les ponctions profondes les aiguilles les plus longues ; partout le foie paraissait normal. Sutures. Pansement.

18 mars 1905. — Gros ventre ballonné, ondulations visibles, prurit marqué conditionné par l'ictère devenu plus accentué. La circonférence du ventre mesure sur l'appendice xyphoïde 89 centimètres, entre l'appendice xyphoïde et l'ombilic 94 cm. 7, sur l'ombilic 92 centimètres, entre l'ombilic et le pubis 91 centimètres. Distance de l'ombilic à l'épine iliaque antéro-supérieure, 23 centimètres de chaque côté. Œdème net des deux jambes, remontant jusqu'en haut des cuisses. L'appétit est faible, les selles normales. L'urine est nettement ictérique, albumine douteuse T = 38°2. Pouls 112, petit, régulier. Sur tout

le corps traces de grattage. Assez souvent épistaxis. Le malade souffre d'un violent prurit dans le nez et cherche à le calmer en se grattant avec ses doigts. Dilatation notable des veines épigastriques.

Du 25 mars au 7 mai. — Le patient est isolé à cause d'un érysipèle de la tête qui s'est déclaré à la suite des grattages du nez. L'ascite de même que l'œdème des jambes avaient persisté, remontant à la fin jusqu'aux aines ; les parties génitales étaient devenues informes.

8 avril. — Ponction de l'abdomen avec un trocart moyen entre le pubis et l'ombilic sur la ligne médiane. On retire environ 8 litres d'un liquide légèrement ictérique, clair, qui donne un disque épais d'albumine.

Le patient se sent soulagé par la ponction, la plaie abdominale bourgeonne encore en surface. Pas de fièvre, pouls 130, petit, un peu faible. Appétit faible. Du côté des poumons et du cœur pas de modifications nettes.

15 avril. — Le liquide s'est reproduit, répétition de la ponction à peu près au même point. On retire environ 6 litres 1/2 de liquide où nagent de nombreux flocons de fibrine.

19 avril. — De la blessure de trocart fermée par une suture à la soie, sort beaucoup de liquide ascitique. L'œdème des jambes et des parties génitales s'étend. Le malade est très abattu, dort beaucoup. Epistaxis.

3 juin. — Le liquide s'est reproduit en grande quantité. Sous chloroforme, on ouvre l'abdomen sur la ligne médiane entre l'ombilic et la symphyse et il sort environ 5 litres de liquide. Alors l'inspection du foie ne donne aucun éclaircissement sur le diagnostic. Pour améliorer la circulation, on unit suivant l'indication de Talma, l'épiploon atrophié au péritoine pariétal de la paroi antérieure de l'abdomen sur une large surface par de fines sutures à la soie. Suture de l'abdomen. Pansement.

9 juin. — Le patient se trouve très misérable. Pouls petit 120. Le ventre est de nouveau très développé,

l'œdème des jambes n'est pas sensiblement revenu, l'ictère a perdu un peu de son intensité. Fièvre 38°, 38°8 le soir. Bronchite notable, expectoration sans particularité. Cataplasme de Priessnitzsch sur la poitrine, injections d'huile camphrée. Les matières ne sont pas choliques.

20 juin 1905. — Ascite reproduite en grande quantité. On refait une ponction de l'abdomen et on retire bien 8 litres de liquide jaunâtre. L'ictère augmente un peu, le reste idem.

15 juillet 1905. — Répétition de la ponction. environ 9 litres de liquide clair jaunâtre. Température 38° 2 le soir. Pouls = 114.

20 juillet 1905. — Le patient est plus abattu depuis quelques jours, il répète des mots sans suite. Incontinence des urines et des matières. Mort à 11 heures 1/2 avec des phénomènes d'affaiblissement progressif.

Autopsie. — La section donna ce qui suit (Professeur Borst). Aucune rigidité, amaigrissement notable, ballonnement du ventre, atrophie du pannicule adipeux de la peau du ventre et des muscles de l'abdomen. Grosses masses dans le liquide adominal. Dilatation notable des veines du ventre surtout des veines epigastriques. L'épiploon est en partie garni de gros vaisseaux, il est adhérent à la paroi abdominale. La face antérieure du foie présente aussi sur une large surface des adhérences tendues à la limite entre le lobe droit et le gauche et sur l'étendue du lobe droit. Dans le ligament rond qui est épaissi, il y a une série de vaisseaux pour la plupart de caractère veineux se dirigeant vers la paroi abdominale. Tout le mésentère est un peu épaissi et raccourci. La convexité du lobe droit du foie est dilatée par de volumineuses collosités adhérentes à la paroi abdominale et au diaphragme. D'un autre côté, il y a des adhérences solides entre le lobe inférieur du poumon droit et le diaphragme, Le foie est en entier très hypertrophié, la capsule est en totalité épaissie. Le lobe gauche montre de façon frappante de grands acini jaune blanchâtres avec des parties plus foncées à la périphérie et le centre rouge foncé.

Dans le lobe droit, se trouve un kyste de la grosseur d'une tête d'enfant avec un liquide trouble jaune sale. La paroi interne du kyste présente un tissu macéré tombé en lambeaux, flottant dans l'eau, de couleur jaune vert sale marquée sur la coloration rouge cinabre. La paroi interne du kyste n'est pas lisse, mais couverte d'éminences grossières, presque divisée en forme de cotylédons. La paroi du kyste est formée par un bord large de plusieurs centimètres d'un tissu gris blanc, dur, qui entoure des îlots colorés en blanc jaune mat et renferme dans les couches periphériques des cavités beaucoup plus petites, arrondies, serrées, visibles même à l'œil nu dans une zone plus gris rougeâtre. Au voisinage du grand kyste, on trouve quelques proéminences de grandeur variée, mêlées à des thrombus blanc jaune, granuleux sous la capsule du foie ; où celle-ci est adhérente au diaphragme, ces nodosités refoulent la surface du diaphragme tournée vers le poumon et sont même apparentes dans les adhérences du poumon. La plèvre viscérale est prise dans cette masse à la base du poumon droit. La veine porte est comprimée par la tumeur du foie. Le lobe inférieur du poumon droit est comprimé, vide d'air, rouge foncé, flasque. Le reste des deux poumons est plein d'air, le sang et très spumeux.

Le cœur est mou, surtout le cœur droit ; atrophie brune, valvules normales, caillots très petits, rougeâtres, libres dans le cœur droit et les branches de l'artère pulmonaire.

Rate : légèrement hypertrophiée, rouge bleu, résistante ; pulpe congestionnée, travées épaisses. Muqueuse gastrique finement rugueuse, en partie de pigmentation ardoisée et recouverte de beaucoup de mucus. Intestins sans particularités. Les deux reins sont sains, la capsule n'est pas adhérente mais de couleur jaune terre. Le tissu cellulaire entre le rein droit et le foie est très induré.

La veine cave dans ses parties inférieures et la veine iliaque gauche présentent des cordons couleur de rouille sur leurs parois et des surfaces planes proéminentes. A la limite du tiers moyen et du tiers inférieur de la veine cave, commence un thrombus adhérent à la paroi d'un côté. lisse, plus mou au centre, à l'intérieur faiblement diffluent, qui par des incisions successives sur la veine cave comprimée décrite plus haut, peut être suivi jusque dans la région de l'embouchure des veines sus-hépatiques. Dans cette région, la veine cave est formée d'un tissu rigide infiltré et tellement retrécie que les plus petites sondes peuvent seules passer dans la lumière. Depuis cette partie à sténose très marquée jusqu'à l'embouchure de la veine cave dans le cœur droit, la veine est de nouveau large. Au niveau de la sténose, on voit nettement de petites éminences gris jaune et des vésicules pointer dans la lumière de la veine. Dans la vésicule étroite, bile visqueuse avec quelques calculs.

Diagnostic anatomo-pathologique. — *Echinococcus multilocularis du lobe droit du foie avec gros kyste central. Périhépatite adhésive, hypertrophie du lobe gauche du foie. Foie gras et congestionné. Ictère du foie. Cholélithiase. Envahissement du diaphragme par l'échinocoque et extension à la plèvre du lobe inférieur du poumon droit. Pénétration dans la lumière de la partie supérieure de la veine cave inférieure. Oblitération presque totale de la veine cave inférieure à la hauteur de l'embouchure des veines du foie. Compression de la veine cave dans cette moitié supérieure avec formation d'un thrombus ancien et récent. Dilatation vicariante des veines épigastriques. Ascite. Adhérences de l'épiploon à la paroi abdominale antérieure, veines allant à la paroi dans le ligament rond du foie. Induration congestive de la rate. Catarrhe chronique de l'estomac. Dégénérescence brune du cœur. Œdème pulmonaire. Atelectasie du lobe inférieur droit. Ictère.*

Examen microscopique. — L'examen de la cavité centrale du kyste à paroi crevassée, rugueuse, ne permet de voir ni scolex ni crochets.

Les taches rouge cinabre disséminées dans la masse de vilaine couleur verte, se présentent comme des amas de beaux cristaux de bilirubine.

L'examen microscopique des coupes de la zône d'envahissement de tissu hépatique par l'échinocoque est très instructif. Il y a une différence sensible entre le territoire envahi par le parasite et le tissu hépatique contigu. D'un côté, la coloration intensive des noyaux dessine le tissu hépatique, d'un autre côté, on a le tissu central de la tumeur nécrosé, pendant que à la limite toutes les figures d'envahissement par la dégénérescence nécrotique sont visibles.

Une limite nette, comme dans le kyste hydatique uniloculaire, marquée par une membrane conjonctive plus ou moins large, ne peut être trouvée en aucun point.

Déjà à l'œil nu, on reconnaît sur les coupes, au milieu du tissu de la tumeur, des cavités petites et très petites qui ne dépassent pas la grosseur d'un pois, pendant qu'à l'examen microscopique on découvre encore beaucoup plus d'alvéoles. Ils sont de forme et d'ordonnance variée, tantôt ronds, tantôt ovales, tantôt séparés les uns des autres par de larges placards de nécrose, tantôt unis par des prolongements grêles et ressemblant à un système de canaux. Dans ces cavités se trouvent les membranes lamelleuses caractéristiques de l'échinocoque, en partie adhérentes à la paroi du kyste, en partie détachées, occupant l'intérieur de la cavité ; certains alvéoles sont remplis complètement par une membrane délicatement entortillée et plissée de façon compliquée, de telle sorte que la lumière du kyste est à peine marquée.

D'un autre côté, on peut aussi observer que cette membrane chitineuse dans l'intérieur des alvéoles dessine un peloton finement entortillé d'où partent des traits fins à la périphérie, de sorte que beaucoup de petites cavités naissent à l'intérieur des alvéoles.

Au centre de ces lamelles, on remarque le plus souvent une agglomérotion de protoplasma finement granuleux, mêlé de cellules nucléées ; on reconnaît dans la couche protoplasmique des excroissances en forme de bourgeons, sans qu'il soit juste de les comparer à des petites têtes de scolex. Par taches, on voit de plus gros éléments corpusculaires dans l'intérieur du kyste ou au bord de la membrane de chitine ; les uns sont en dégénérescence hyaline, les autres contiennent un protoplasma nettement à fines granulations, sans noyaux ; par contre, d'autres, en ce qui concerne la grandeur et la forme, ont une grande ressemblance avec les têtes fondamentales, en particulier quelques-uns ont souvent à leur intérieur une plus forte accumulation de détritus d'où naît l'image, que nous avons l'habitude de trouver, des scolex morts. Le tissu fondamental dans lequel est le kyste, est formé de tissu conjonctif fibreux, rigide. pauvre en noyaux, qui souvent est ordonné en traits lâches.

Au voisinage des vésicules de chitine, se trouve aussi un protoplasma finement granuleux, en partie mêlé de plus grosses cellules munies de noyaux ; ce protoplasma fait saillie nettement dans les couches de bordure. De plus grandes cavités, qui sont vues avec un peloton de chitine et des lamelles détachées, sont formées à un examen précis de canaux biliaires, dans lesquels le parasite est entré et pullule. L'épithélium cylindrique, desquamé par places, que l'on reconnaît à la coloration des noyaux par l'hématoxyline, se retrouve aussi dans la lumière des canaux au milieu des sécrétions catarrhales. Les cellules du foie ne sont plus reconnaissables dans cette couche nécrosée ; le tissu fondamental, comme il a déjà été dit, est formé d'un tissu conjonctif pauvre en noyaux, rigide, dans lequel on trouve rarement de très fines fibres élastiques.

Très instructive et claire est l'étude biologique des couches du bord où le parasite est en contact intime avec le tissu hépatique. Des coupes de cette partie plus jeune de la tumeur montrent un tissu de granulation bien colorable qui, dans la plus grande partie, montre, dans une étendue plus ou moins grande, l'envahissement du foie par la couche de nécrose du parasite.

Dans ce tissu de granulation, se poussent des masses nécrotiques en forme de cône, traversées par le parasite. Ces échinocoques stériles qu'on trouve dans la masse nécrotique se voient aussi dans le tissu de granulation qui souvent est nécrotique aussi, tellement que cellules et noyaux ne se colorent plus ou seulement peu et par là, est très semblable à un tissu de granulations, tuberculeux ou syphilitique. En quelques points, on trouve aussi de la calcification. La forme des cellules et noyaux de ce tissu de granulation est très variable : pendant que, au voisinage d'un plus gros kyste, on trouve des cellules fusiformes ordonnées en rayons, suivant leur grand axe, perpendiculairement à la membrane d'échinocoque. entre lesquelles, disséminées çà et là, mais aussi maintes fois serrées les unes contres les autres, enveloppant les lamelles chitineuses comme d'une palissade, se trouvent les cellules géantes à noyaux multiples ; les autres cellules de la couche granuleuse ont une figure plus cubique rappelant les plasmazellen, pour la plupart à noyaux arrondis. Certes, maintes fois on pouvait trouver des leucocytes polynucléaires présentant tous les caractères d'une inflammation purulente. Par places, les cellules rondes présentent l'ordonnance caractéristique des follicules lymphatiques ; les cellules éosinophiles n'existaient pas.

Dans cette zone, on ne reconnaît rien du tissu propre du foie ; celui-ci a été converti par la nécrose de coagulation en une masse homogène fibro-granuleuse ; on ne trouve plus nettement des travées hépathiques que dans la zone la plus externe de la tumeur. A un fort grossissement, on reconnaît que ces dernières sont serrées les unes contre les autres par un protoplasma finement granuleux qui se continue jusqu'au voisinage des vésicules chitineuses. Partout où existent ces masses finement granuleuses, qui se poussent en forme de digitations dans le tissu hépatique, on peut observer la dégénérescence nécrotique (nécrose de coagulation) du parenchyme hépathique. Plus tard, ces corps étendus au loin, à protoplasma finement alvéolaire, s'éclaircissent de plus en plus et secondairement apparaît manifestement une délimitation sous forme d'une membrane de chitine. Ce germe protoplasmique qui se forme silencieusement très loin dans le tissu de l'hôte, à la façon d'un tentacule (Fangarmen) appelle par l'énorme irritation qu'il produit, une structure de granulation. La délimitation du parasite n'est pourtant pas réalisée par une enveloppe conjonctive, c'est sous l'influence des toxines du germe protoplasmique que les cellules sont tombées en nécrose. Certes, on voit maintes fois à quelque distance de la vésicule d'échinocoque une accumulation plus forte de tissu conjonctif, une sorte de rempart qui pousse de fines travées entre les cellules du foie, pendant que d'autres rejoignent la capsule de Glicson épaissie ; pourtant une délimitation conjonctive étendue, circulaire, en forme de rempart, n'est pas réalisée.

Comme il a été dit plus haut, on peut trouver des cellules géantes à noyaux multiples aussi bien dans le tissu de granulation au voisinage des vésicules d'échinocoque, qu'au bord de la partie nécrosée. Beaucoup ont la figure ordinaire des cellules de Langhans avec les noyaux bien colorables, pourtant on a aussi des figures plus grandes, lentement développées avec un protoplasma finement écumeux et de nombreux noyaux au centre du corps cellulaire, tellement qu'il y a aussi des noyaux disséminés sur le bord.

Entre ces grosses figures avec un protoplasma finement alvéolaire et irrégulièrement ordonnées, et les cellules géantes plus petites avec les noyaux à la périphérie, il y a tous les intermédiaires, à tel point qu'il ne subsiste aucun doute : c'est une seule et même formation — des cellules géantes, corps étrangers (Fremdkörperreisenzellen) — de forme et de configuration variées.

Certains granulomes contiennent à leur centre un peloton de chitine au voisinage duquel se sont développées des cellules épithélioïdes, qui font un rempart de cellules rondes, par lequel ces figures ressemblent exactement à ce qu'on observe dans la tuberculose, et des cellules géantes peuvent être trouvées dans ces agglomérations cellulaires. Pourtant il ne s'agit pas réellement de tuberculose qui pourrait être confondue avec l'échinocoque : les colorations spécifiques le démontraient ; nulle part on n'a pu trouver de tubercules.

Malgré des recherches soigneuses, nous n'avons trouvé dans les couches périphériques aucune hydatide fertile ayant conservé des scolex et des crochets, notamment je ne suis pas arrivé à voir un petit crochet dans aucune des nombreuses coupes, que ce soit à l'intérieur d'une hydatide ou en dehors de celle-ci. Le parasite était stérile, même si on pouvait trouver par hasard un épaississement en forme de tête à la face interne d'une mince cuticule, dans les vésicules beaucoup plus petites du parenchyme ayant des noyaux, ce qui est bien un signe de capsule mère ou d'ébauche de scolex. Le tissu hépatique au voisinage immédiat de la tumeur se trouve dans un état de cirrhose atrophique avec infiltration de pigments biliaires brun foncé dans le tissu. Les capillaires du foie sont multipliés, comme le tissu conjonctif entre les acini du foie. Sur les coupes colorées, selon la méthode de Weigert pour la coloration des fibres élastiques, on reconnaît dans ce tissu conjonctif entre les acini et aussi dans la couche granuleuse limitrophe de fins traits de fibres élastiques qui présentent une ordonnance circulaire. Les cellules du foie sont par places remplies de graisse. Partout, au voisinage du parasite, on constate l'existence de l'hyperémie veineuse avec artériosclérose, pendant que les branches de la veine porte sont pour la plupart oblitérées. Les acini du foie sont par places très atrophiés, leurs travées amincies ont pourtant gardé leur structure normale.

CONCLUSIONS

I. — L'échinococcose alvéolaire est une affection
bien individualisée au point de vue macroscopique et
microscopique : petits alvéoles innombrables ne dépassant pas un petit pois, creusés dans un tissu caséeux,
dur, feutré, donnant l'aspect de bois vermoulu ou
d'une tranche de pain bis. Pas de vésicules filles, peu
ou pas de liquide hydatique. Au microscope, les
alvéoles renferment des vésicules de chitine, la plupart
stériles ; en certains points de la tumeur, elles sont
fertiles, contiennent des scolex et des embryons
ovoïdes ; la zone d'envahissement est formée par un
tissu de granulation avec granulomes, cellules géantes,
formes jeunes du parasite de Melnikow.

Il faut que tous les observateurs lui donnent le nom
d'alvéolaire.

II. — On rencontre les tumeurs primitives le plus
souvent dans le foie, rarement dans le cerveau, la
rate, la surrénale. Quel que soit l'organe, les caractères
de la tumeur sont toujours les mêmes.

III. — La tumeur primitive se dissémine dans l'organisme de trois façons : 1° par propagation, au dia-

phragme, à la base du poumon, aux surrénales, au rein, au péritoine ; 2° par les vaisseaux lymphatiques, aux ganglions ; 3° par la voie sanguine, il se forme des métastases dans le cerveau, le poumon, les os. Les métastases ont toujours les caractéres de la tumeur primitive.

IV. — Dans les vésicules fertiles il y a des scolex et des embryons ovoïdes dans la couche germinative interne de la vésicule. Nous n'avons pas constaté de couche germinative externe. Dans les scolex, il y a de jeunes embryons ovoïdes. Nous sommes tenté d'admettre que certains embryons ovoïdes s'encapsulent pour former des sortes de sporokystes. Nous supposons que d'autres sont doués de mouvements amœboïdes et vont dans le tissu de l'hôte reproduire des vésicules de chitine au niveau de la zone granuleuse et dans ce cas nous ne pouvons préciser le rôle des formes jeunes de Melnikow. Enfin, certains embryons pénètrent dans le torrent circulatoire sanguin et lymphatique et vont former les métastases.

V. — L'échinococcose des os est quelquefois uniloculaire ; le plus souvent elle est multiloculaire et très rarement alvéolaire. Nous en avons trouvé deux cas.

VI. — La plupart des cas publiés en France se rapportent à des kystes multiples ou multiloculaires et non à des tumeurs alvéolaires.

VII. — L'échinococcose alvéolaire des animaux ne

nous paraît pas suffisamment connue. Nous pensons qu'elle existe, mais que nombre de cas décrits sont des kystes multiloculaires et non des tumeurs alvéolaires.

VIII. — La coexistence de l'échinococcose alvéolaire et de la tuberculose est possible et même relativement fréquente, surtout en Russie.

IX. — Les symptômes sont en général ceux d'un ictère chronique avec gros foie et grosse rate. Il y a quelquefois de l'ascite. L'ictère peut manquer. L'appétit est conservé, parfois même augmenté, et la cachexie ne survient qu'à la fin et lentement. — Nous insistons sur la forme clinique toxique ou cachectisante sans ictère ni ascite. — La radiographie n'est d'aucune utilité pour le diagnostic. L'éosinophilie existe quelquefois, mais non toujours. La réaction de la déviation du complément (Guedini-Weinberg) a été positive déjà dans plusieurs cas.

X. — Nous croyons que l'échinococcose hydatique et l'échinococcose alvéolaire proviennent de deux ténias voisins ou tout au moins de deux variétés très différenciées d'un même ténia. Les expériences d'ingestion sont encore trop peu nombreuses pour nous permettre de bien connaître le ténia echinococcus alveolaris.

XI. — Nous pensons que l'échinococcose existe chez le bœuf et chez le porc. Quant au ténia, nous pensons qu'il a pour hôte un carnivore, le chien probablement,

XII. — La répartition géographique de l'affection est bien particulière : Bavière, Würtemberg, Bade, Suisse, Tyrol, Russie. Nous établissons de façon indiscutable l'existence d'un foyer dans le Jura français aussi bien que dans le Jura suisse.

XIII. — Le traitement médical est illusoire. Le traitement chirurgical peut dans quelques cas améliorer et même guérir les malades si l'on a pu enlever toute la tumeur. En tout cas, la laparotomie exploratrice nous paraît sans danger dans la plupart des cas.

XIV. — La néoplasie alvéolaire est dans la pathologie un exemple intéressant d'une tumeur due à un parasite animal, dont la malignité est comparable à celle d'une maladie infectieuse d'origine microbienne (tuberculose) et à celle d'une tumeur cancéreuse avec métastases.

BIBLIOGRAPHIE

ABÉE (Conrad), Sur l'échinocoque multiloculaire du foie et un cas
  d'échinocoque du bassin et de la hanche *(Virch. Arch.,*
  Bd 157, H. 3, p. 519, 1899).

ALBRECHT (R.), Deux cas d'échinocoque multiloculaire *(St-Petersb.*
  Wochenschrift, VII, p. 269, 1882).

BÉHA, *Sur la connaissance de l'échinocoque alvéolaire du foie* (thèse
  de Freiburg-in-Brisgau, 1904).

BIDER (M.), Echinocoque multiloculaire du cerveau; notice sur l'échinocoque à Bâle *(Inaug. Dissert. Basel,* 1895, et *Virchow's*
  Archiv., Bd 141, 1895, p. 178) (cas Roth).

BOBROW (A.-A.) (Moscou), Echinocoque alvéolaire du foie *(Chirurgia,*
  1897, Heft 6) (en russe).

BOLLINGER, Sur l'échinocoque multiloculaire du foie *(Sitzungsbericht*
  der Gesellschaft für Morphologie und Physiologie in Mün-
  chen, Bd 1, p. 19, 1885).

BÖTTCHER, Travail sur la question du cancer colloïde du foie (Gal-
  lertkrebs) *(Virch. Archiv,* Bd XV, p. 352, 1858).

BRANDT, Sur la statistique anatomo-pathologique de l'échinocoque
  multiloculaire du foie *(Tagebuch des Aerztevereins an der*
  Kaiserl. Univers. Kasan., juin-juillet 1889, p. 15-24) (en
  russe).

BRENTANO et BENDA (Berlin), Un cas d'échinocoque multiloculaire
  (bassin) *(Deutsche Zeitschrift für Chir.,* 1899, vol. 52,
  p. 206).

BROIDO, Nouvelles recherches sur la parasitologie des kystes hydatiques multiloculaires *(Gazette des hôpitaux,* 1901, n° 7,
  p. 57).

BRUNNER, Travail sur le traitement de l'échinocoque alvéolaire du
  foie *(Münch. medic. Wochensch.,* 1891, n° 29) (cas de la
  thèse de Lehmann, 1889).

BRUNS (Tübingen), Résection du foie pour échinocoque multiloculaire
  (Beiträge zur Klin. Chir., 1896, Bd 17, p. 201).

Buhl, *Illustrirte Münchener Zeitung*, 1852, t. II, p. 102.
— *Zeitschrift für rationelle Medicin*, 1854, t. IV, p. 356.
— *Id.*, 1857, Bd VIII, p. 115.
— *Annalen der stätischen allgem. Krankhaüser zu München*, Bd II, für 1876, und 1877, p. 467.
Carrière, *De la tumeur hydatique alvéolaire* (thèse de Paris, 1868) (cas Féréol).
— Tumeurs à échinocoque multiloculaire du foie et des poumons *(Bull. Soc. Anat. de Paris, 1867).*
Caesar (Fr.), *Sur la formation de cellules géantes dans l'échinocoque multiloculaire· et sur la coexistence de celui-ci avec la tuberculose* (thèse Tübingen, 1901).
Crocq (de Bruxelles), Kystes du foie. Revue critique *(Progrès méd.,* 1893, 2ᵉ sem., p. 188).
Dean (v. Gardner), *Heller dans le Manuel de Ziemssen*, VIII, p. 433, 1877.
Dematteis (Silvio), *Contribution à l'étude des kystes à échinocoques multiloculaires du foie* (thèse de Genève, 1890).
Dévé (de Rouen), *les Kystes hydatiques du foie*, Paris, chez Rudeval, 1905.
— Echinococcose hydatique et échinococcose alvéolaire *(Société de biologie, 1903, t. LV, p. 1369).*
— Sur quelques caractères zoologiques de l'échinococcose alvéoloire bavaro-tirolienne *(Société de biologie, 1905, séance du 21 janvier, I, p. 126, t. LVIII).*
— Prolifération vésiculaire exogène dans l'échinococcose humaine *(Société de biologie, 1905, II, p. 99, t. LIX).*
— Echinophilie locale *(Société de biologie, 1ᵉʳ juillet 1905).*
— Echinococcose primitive expérimentale du porc. Kystes hydatiques des glandes surrénales *(Société de biologie, 2 juillet 1910).*
— Résistance des œufs de tænia échinocoque à la congélation *(Société de biologie, 17 décembre 1910).*
Dobrotine (Kasan), Contribution au diagnostic de l'échinocoque multiloculaire à l'aide de la réaction biologique de la déviation du complément, suivant le type de la réaction de Wassermann *(Roussky Wratch, t. IX, n° 28, 1910)* (analysé par Guibé dans le *Journal de Chirurgie*, 1910, t. V, p. 320).
Ducellier, Etude clinique sur la tumeur à échinocoque multiloculaire du foie et du poumon *(Bull. de la Soc. méd. de la Suisse romande, 1868, 7ᵉ année, p. 199, et Paris, chez Delahaye).*
Durig, *Sur l'hypertrophie vicariante du foie dans l'échinocoque du*

foie (un nouveau cas d'échinocoque multiloculaire observé en 1890) (thèse de Münich, 1892-93).

ELENEVSKY (de Charkow), Sur l'anatomie pathologique de l'échinocoque multiloculaire chez l'homme; travail de l'Institut anatomo-pathologique de Charkow (Pr Melnikow-Raswedenkow) *(Deutsche Archiv für klin. Chirurg.; Archives de Langenbeck,* 1907, Bd 82, Heft 2, et *Centralblatt für Chir.,* 1907, p. 565).

ERLANGER (VON), l'Appareil génital du ténia échinocoque *(Zeitschrift f. Wiss. Zool.,* Bd L, p. 555).

FÉRÉOL, Hydatides infiltrées dans le foie et le poumon *(Soc. méd. des hôpitaux de Paris,* 1867, et *Gazette des hôpitaux,* 1867; v. *Société anatomique,* 1867, Carrière et Bousseau, *Tumeurs à échinocoque multiloculaire du foie et des poumons).*

FLATAU, *Nurnberger med. Gesellschaft und Poliklinik. Sitzung,* 20 janvier 1898; *Münch. med. Wochens.,* 1898, n° 16, p. 514 (cas chez une personne de dix-huit ans).

FRANGENHEIM, les Diverses localisations chirurgicales des échinocoques, 1906 *(Sammlung klinisches Vorträge (de Volkmann) Neue Folge Chirurgie,* n° 102-127, 1903-1907, n° 116-117).

FRIEDREICH (d'Heidelberg), Kystes multiloculaires du foie *(Virch. Archiv,* 1865, Bd XXXIII, p. 17, et *Archives générales de médecine,* 1866, I, 6e série, n° 7, p. 423 et p. 551).

GANGOLPHE, *Kystes hydatiques des os* (thèse d'agrégation, 1886).

— *Traité des maladies infectieuses et parasitaires des os,* Paris, 1894.

GARDNER, Echinocoque multiloculaire du foie *(Saint-Louis med. and Surg. Journal,* 1877, XIV, p. 420) (cite le cas de Dean).

GIMMEL, Echinocoque multiloculaire du foie *(Medicin. Journal zu Kasan,* 1904, Seite 301).

GRAUX, Kyste hydatique alvéolaire *(Bulletin de la Société anatomique de Paris,* 1874).

GRIESINGER, *Arch. f. physiol. Heilkunde,* 1860, p. 547.

GUILLEBEAU (Alb.) (Berne), Sur l'histologie de l'échinocoque multiloculaire *(Virch. Archiv,* Bd 119, p. 108, 1890).

HACKER (VON), Echinocoque alvéolaire opéré avec succès *(Sitzungsberichte d. Wiss. Aerztegesellschaft in Innsbrück, séance du 30 novembre 1901; Wiener medic. Wochensch.,* 1902, n° 32).

HAFFTER, Echinocoques multiloculaires du foie *(Arch. der Heilk.,* p. 362, 1875, et *Archives générales de médecine,* 1875, vol. XXVI, p. 101).

HAUSER, Echinocoque multiloculaire primitif de la plèvre et du poumon avec métastases multiples, particulièrement dans le cerveau *(Festschrift der Univ. Erlangen (Bavière) zur Feier des Achtzigstes Geburtstages Königlischen Hoheit des Prinzregenten Luitpold von Bayern, Erlangen et Leipzig, 1901).*

HAYEM, Cirrhose du foie, due à des échinocoques probablement multiloculaires *(Bulletin de la Société anatomique de Paris,* 1869, p. 503).

HESSCHL, *Prager Vierteljarschrift,* 1856, vol. II, p. 36.

— Sur la tumeur à échinocoques multiloculaires ulcérante (2 cas) *(Sitzungsb. d. Vers. d. Aerzte Steiermarks, Graz 1872, IX,* p. 67).

HOPPE-SEYLER, Echinocoque alvéolaire (multiloculaire), in QUINCKE et HOFFE-SEYLER *(les Maladies du foie. Spec. Pathol. u. Therapie vom* NOTHNAGEL, XVIII, 1899, p. 514).

HUBER, Sur la statistique de la maladie d'Addison *(Deutsches Archiv für klin. medicin.,* 1868, Bd IV, p. 613, et *Wochensch. f. klin. Med.,* 1868, V, p. 139 (échinocoque multiloculaire surrénale droite).

HUBER (Landgerichtsarzt in Memmingen), Echinocoque multiloculaire. Etudes et observations sur l'échinocoque multiloculaire du foie et de la capsule surrénale *(Separat-Abdruck aus dem 26. Berichte des Naturhist. Vereins in Augsburg. Deutsches Archiv f. klin. Medicin.,* Bd XXIX, 1881, p. 151).

— Un cas d'échinocoque multiloculaire de la vésicule biliaire *(Deutsch. Archiv. f. klin. Medicin,* Bd XLVIII, 1891, p. 432).

JENCKEL, Sur l'échinocoque multiloculaire et sa comparaison avec l'échinocoque hydatique *(Travaux anatomo-pathologiques pour le jubilé de la 25e année de professoral du* Pr *Johannes Orth,* Berlin, 1903, XXV, p. 497).

— Travail sur la pathologie de l'échinocoque alvéolaire *(Deutsche Zeitschr. für Chir.,* 1907, vol. LXXXVII, p. 94).

KLEMM, *Sur la connaissance de l'échinocoque alvéolaire du foie* (thèse de Münich, et *Bayer. Aerzte-Intelligenzblatt,* Bd XXX, p. 451, 1883).

KOJIN (Moscou), Un cas d'échinocoque multiloculaire du foie, avec métastases cérébrales *(Protokolle der Mosk. Medicin. Gesellsch.,* 1894-1895, p. 115, Moscou, 1895) (en russe).

KOMAROW (Moscou), Un cas d'échinocoque multiloculaire du foie et du poumon *(Protokolle der Mosk. medicin. Gesellsch.,* 1893-1894, p. 31, Moscou, 1894) (en russe).

KRABBE, *Recherches helminthologiques en Danemark et en Islande,* Paris-London et Copenhague, 1866.

Kruckmann, Zur Fremdkörpertuberculose und Fremdköperriesenzellen *(Virch. Arch.*, Bd CXXXVIII, *Suppl.*, p. 118, 1894).

Krusenstern, Un cas d'échinocoque multiréticulé (vielnestigen) en Sibérie orientale *(Wratsch.*, 1892, n° 35, p. 873 (en russe).

Ladame, Echinocoque multiloculaire du foie *(Revue Suisse romande*, VIII, p. 547, 1887) (v. Zaeslein).

Lehne, Sur une localisation plus rare de l'échinocoque multiloculaire. Remarques sur les transformations histologiques produites par l'échinocoque *(Archiv für klin. Chir.*, 1896, Bd LII, Heft 3, p. 590).

Linstow (Von), Echinocoque alvéolaire et *plerocercus lachesis* (étude séparée de chaque) *(Zoolog. Anzeiger*, 1903, Bd XXVI).

Lubinow, *Sitzungsberichte der Aerzte an der Univers. Kasan. Wratsch.*, 1890, p. 965 (en russe).

— Sur l'échinocoque multiloculaire *(Verhandl. d. VIIe Congr. russicher Aerzte zum Andenken an Pirogow*, 1899) (poumon, rein, cœur).

Lukin, Tumeur hydatique multiloculaire du cerveau et du foie *(Wratsch.*, 1884, n° 27, p. 443).

Luschka, *Virch. Arch.*, vol. IV, 1852, p. 400; *id.*, vol. X, p. 206, 1856.

Madelung (Un cas de multiloculaire en Mecklembourg) *(Beiträge Mecklemb. Aerzte zur Lehre von d. Echin. Krankheit*, Stuttgart, 1885).

Mangold, *Sur l'échinocoque multiloculaire et son ténia* (thèse de Tübingen, 1892; et *Berl. klin. Wochensch.*, 1892, n°s 2 et 3).

Marchand et Adam, Kyste hydatique alvéolaire et tuberculose du foie chez un idiot sourd-muet tuberculeux *(Bulletin de la Société anatomique de Paris*, juillet 1910, p. 752).

Melnikow-Raswedenkow, Recherches sur l'échinocoque alvéolaire chez l'homme *(Verhandlung. d. VIIe Congres. russische Aerzte zum Andenken an Pirogow*, 1899, Kasan (en russe), et *Centralblatt f. algem Pathol. und path. Anat.*, 1899, X, n°s 16 et 17, p. 670).

— Etudes sur l'échinocoque alvéolaire ou multiloculaire; recherches histologiques *(Beiträge zur path. Anat. und Allgen. Pathol. (Archives de Ziegler)*, 1901, Supplément IV).

— *Chirurgia*, Bd VIII, n° 43.

— Volume de 316 p., Charkow (Russie), 1902.

Meyer Wilh, *Zwei Rückbildungsformen des Carcinom* (thèse de Zürich, 1854).

Mollard et Favre, Echinococcose alvéolaire *(Lyon médical*, 1911, vol. II, n° 48, p. 1174 ; *Société médicale des hôpitaux de Lyon*, 14 novembre 1911).

Morin (Fr.), *Deux cas de tumeurs à échinocoque multiloculaire* (thèse de Berne, 1875 ; *Bulletin de la Société médicale de la Suisse romande*, 1875, t. IX, p. 331 et 379, et 1876, t. X, p. 12).

Mosetig-Moorhof, Deux cas d'échinocoque *(Therap. Wochensch. Wien*, 1895, n° 50).

Muller (Arthur), Travail sur la connaissance du ténia échinocoque (*Münch. medic. Wochensch.*, 1893, n° 13, et thèse de Münich, 1893) (expériences de Bollinger).

Œrtel-Horst, Contribution à l'étude de l'échinocoque multiloculaire du foie *(Jale medical Journal March.*, 1899).

Ott, *Berliner Klin. Wochensch.*, 1867, n°⁸ 29 et 30).

Pokotilo (Elisabetgrad), Statistique et diagnostic des affections échinococciques *(Chirurgia*, t. XXX, n° 17, 6 août 1911) (analysé par Guibé dans le *Journal de Chirurgie*, novembre 1911, p. 539).

Posselt (A.), *Sitzungsberichte d. Wissensch. Aerztegesellschaft in Innsbrück.*

— Séance du 10 mai 1895 *(Wiener klin. Wochensch.*, 1895, n° 22, p. 408).

— Séance du 7 décembre 1895 *(Id.*, 1896, n° 15).

— Séance du 30 janvier 1897 *(Id.*, 1897, n° 17).

— Séance du 28 mai 1897 *(id.*, 1897, n° 26).

— Séance du 30 novembre 1901 *(Id.*, 1902, n° 32).

— Séance du 14 novembre 1903 *(Id.*, 1904, n° 3).

— Echinocoque multiloculaire dans le Tyrol *(Deutsche Arch, f. klin. Med.*, Bd LIX, 1897).

— Sur la pathologie de l'échinocoque alvéolaire du foie. Symtômes et diagnostic clinique *(Deutsche Arch. f. klin. Med.*, 1899, vol. LXIII).

— Sur l'anatomie pathologique de l'échinocoque alvéolaire *(Zeitschr. für Heilkunde*, 1900, 20 N. F. T., *Interne Medicin*, XXI, Heft 5).

— *La répartition géographique des échinocoques, en particulier de l'échinocoque alvéolaire du foie et sa statistique depuis 1886*, Stuttgart, 1900.

— Sur la situation de l'échinocoque alvéolaire *(Münch. med. Wochensch.*, 1906, n° 12).

Prévost, Kyste multiloculaire (alvéolaire) du foie *(Bull. de la Soc. méd. de la Suisse romande*, 1875, p. 5).

Quervain (de), Sur la tuberculose corps étranger (Fremdkörpertuberculose) du péritoine dans l'échinocoque uniloculaire *(Cen-*

tralblatt für Chirurgie, 1897, p. 1) (cité Morin, Lehne, Guillebeau, Krückmann).

Reich (Tübingen), Sur l'échinocoque des os longs *(Beiträge zur klin. Chir.*, Bd LIX, p. 1, 1909).

Rokitansky, Cirrhose hypertrophique du foie ou échinocoque multiloculaire. Leçon clinique *(Allgem. Wiener med. Zeitung*, XLI, Jahrg. 1896).

Romanow, Sur la question de l'échinocoque multiloculaire du foie *(Wissenschaftliche Mittheilungen ans der Univ. zu Tomsk (Sibérie)*, 1892) (en russe).

Roth, Echinocoque multiloculaire du cerveau *(Correspondenzbl. f. Schweizer Aerzte*, 1893), V. Bider.

Sabolotnow, Sur la question des localisations multiples de l'échinocoque multiloculaire *(Tageblatt der Aerztegesellsch. an der Univ. Kasan*, 1897).

Scheuthauer (Pest), Echinocoque multiloculaire *(Allgem. Wiener medicin. Zeit.*, 1877, n°s 21 et 22) (v. Schrötter).

Schiess, *Virch. Arch.*, 1858, vol. XIV, p. 371.

Schrötter et Schfeuthauer, Echinocoque multiloculaire du foie et du péritoine jusque sur l'utérus *(Medicin Jahrb. Wien*, 1867, vol. XIV, fasc. 4, p. 18 et 31).

Terebinsky (Orenburg), Un cas d'échinocoque alvéolaire (multiloculaire) du tissu cellulaire sous-cutané *(Chirurgia*, mai 1908, t. XXIII, n° 137 ; analysé par Guibé dans le *Journal de Chirurgie*, t. I, 1908, p. 346).

Vierordt, *Abhandlung über den multilokulären Echinococcus*, Freiburg, 1886.

— L'échinocoque multiloculaire du foie *(Berlin. Klinik*, Heft 28, octobre 1890).

Virchow (R.), *Verhandlungen d. physikalisch.-medicin. Gesellsch. in Würzburg*, 1855, vol. VI, p. 84.

— *Berliner Klin. Wochensch.*, 1884, n° 6.

Vogler (expériences), *Correspondenzblatt Schweiz. Aerzte*, 1885.

Weber, Un cas d'échinocoque alvéolaire (multiloculaire) *(Revue méd. de la Suisse romande*, 1901).

Wilms (Leipzig), Echinocoque multiloculaire de la colonne vertébrale et la relation entre l'échinocoque multiloculaire et l'échinocoque hydatique *(Beiträge zur klin. Chir.*, Bd XXI, H. 1, p. 151, 1898).

Winogradow (N.), Sur l'échinocoque multiloculaire *(Tageblatt der Aerzte-Gesellschaft an der Univ. Kasan*, 1894) (en russe).

Wolynzew (G.-J.), Sur le traitement de l'échinocoque alvéolaire du foie *(Chirurgia (du Pr Diakonow)*, n° 40, 1900) (en russe).

Wyssokowitsch, Un cas d'échinocoque multiloculaire du foie (*Arbeiten der Aerztegesellschaft zu Kiew*, 1900).

Zaesein, Sur la répartition géographique et la fréquence des entozoaires de l'homme en Suisse *(Separatabdruck aus dem Correspondenzblatt für Schweiz. Aerzte. Jahrg. XI, 1881, p. 682)* (échinocoque multiloculaire).

Zeller, *Alveolar-Colloïd du foie* (thèse de Tübingen, 1854).

Zinn, *Travail sur la connaissance du mode de développement de l'échinocoque multiloculaire et la présence des cellules géantes* (thèse de Heidelberg, 1899).

Thèses.

1. Zeller. Tübingen, 1854. *Alveólar-Colloïd der Leber.*

2. W. Meyer. Zurich, 1854. *Zwei Rückbildungsformen des Carcinoms.*

3. Erismann, Zurich. 1864. *Travail sur la statistique des maladies du foie.*

4. Carrière. Paris, 1868. *De la tumeur hydatique alvéolaire.*

5. Bosch. Tübingen, 1868, *Ein Beitrag zur Lehre der multilokulären Echinokokken Geschwulst in der Leber.*

6. Marie Prougeanski. Zurich, 1873. *Sur la tumeur à échinocoques multiloculaires ulcéreuse dans le foie.*

7. Miller. Tübingen. 1874. *Travail sur la tumeur à échinocoque multiloculaire ulcéreuse du foie.*

8. Morin. Berne. 1876.

9. Kraenzle. Tübingen. 1880. *Cinq nouveaux cas d'échinocoque multiloculaire du foie; étude sur l'anatomie pathologique de cette maladie.*

10. F. Meyer, Göttingen, 1881. *Un cas d'échinocoque multiloculaire.*

11. Klemm. Münich. 1883. *Sur la connaissance de l'échinocoque alvéolaire du foie.*

12. Marchand, Königsberg, 1883. *Virchow's Archiv.*, Bd XCIII.

13. Brinsteiner. Münich. 1884. *Sur la pathologie comparée de l'échinocoque alvéolaire du foie.*

14. Naegeli. Berne. 1885. *Archiv. für experim. Pathologie*, Bd XIX.

15. Nahm. Münich. 1887. *Sur l'échinocoque multiloculaire du foie à Münich*, et *Münchener med. Wochens.*, 1887, n°s 35 et 36).

16. Lehmann. Münich. 1889. *Cas Brunner.*

17. Marenbach. Giessen. 1889. *Histoire de l'échinocoque multiloculaire.*

18. Stathausen. Münich. 1889. *Un cas d'échinocoque multiloculaire.*

19. Demattes. Genève. 1890.

20. Reiniger. Tübingen, 1890, *Deux nouveaux cas d'échinocoque multiloculaire du foie.*

21. Tschmarke, Freiburg, 1891, *Travail sur l'histologie de l'échinocoque multiloculaire.*

22. Hubrich, Münich, 1892, *Un cas d'échinocoque multiloculaire du foie.*

23. Mangold, Tübingen, 1892.

24. Thaler, Münich, 1892, *Un cas d'échinocoque multiloculaire du foie.*

25. Durig, Münich, 1892, *Sur l'hypertrophie vicariante du foie dans l'échinocoque du foie* (un nouveau cas d'échinocoque multiloculaire observé en 1890).

26. Muller, Münich, 1893.

27. Bernet, Giessen, 1893, *Sur la statistique de l'échinocoque multiloculaire.*

28. Bider, Bâle, 1895, *Échinocoque multiloculaire du cerveau et notice sur l'état de l'échinocoque multiloculaire à Bâle,* et *Virchow's Archiv,* Bd 141.

29. Jakob, Halle, 1896, *Un cas d'échinocoque multiloculaire* (cas Markwald, v. *Münch. med. Wochenschrift,* 1894, n° 41 ; *Sitzungsber. des vereins der Aerzte in Halle).*

30. Rostoski, Würtzburg, 1896, *Sur l'échinocoque multiloculaire du foie.*

31. Löwenstein, Erlangen, 1899, *Sur la tumeur à échinocoque multiloculaire ulcéreuse.*

32. Zinn, Heidelberg, 1899, *Travail sur la connaissance du mode de développement de l'échinocoque multiloculaire et la présence des cellules géantes.*

33. Walther-Schmidt, Münich, 1899, *Sur la distribution géographique de l'échinocoque multiloculaire et hydatique en Bavière.*

34. Casar (Fr.), Tübingen, 1901, *Sur la formation de cellules géantes dans l'échinocoque multiloculaire et sur la coexistence de celui-ci avec la tuberculose.*

35. Priesach, Münich, 1902, *Un cas d'échinocoque alvéolaire du foie.*

36. Liebermeister, Tübingen, 1902, *Sur la statistique de l'échinocoque multiloculaire.*

37. V. Tabora, Giessen, 1902, *Sur la statistique de l'échinocoque du foie.*

38. Anscheles-Wolownik, Zurich, 1903, *Sur l'échinocoque multiloculaire et sa fréquence en Suisse.*

39. R. Beha, Freiburg in Brisgau, 1904, *Sur la connaissance de l'échinocoque alvéolaire du foie.*

40. Neuesheimer, Münich, 1904, *Sur un cas d'échinocoque multiloculaire du foie.*

Echinococcose alvéolaire ou multiloculaire
chez les animaux.

BOLLINGER, l'Echinocoque multiloculaire chez les bœufs *(Deutsche Zeitschr. für Thiermedicin*, Bd II, 1875, p. 199).

BRINSTEINER, Sur la pathologie comparée de l'échinocoque alvéolaire du foie *(Inaug. Dissert. Münich, 1884).*

BUCHER, Echinocoque multiloculaire chez une vache *(Bericht über das Veterinärwesen in Königr. Sachsen*, 1896, p. 99).

DÉVÉ (F.) (de Rouen), Echinococcose multiloculaire du bœuf et échinococcose alvéolaire humaine (bavaro-tyrolienne) *(Société de biologie*, séance du 14 octobre 1905, II, p. 297).

— Echinococcose des ganglions lymphatiques chez un mouton *(Société de biologie*, séance du 14 octobre 1905, II, p. 299).

FRANGENHEIM, les Diverses localisations chirurgicales des parasites des animaux *(Sammlung Klinischer Vorträge (de Volkmann) Neue Folge Chirurgie*, n° 118, 1903-1907).

GRIMM, Echinocoque multiloculaire chez une vache *(Bericht über das Veterinärwesen in Königr. Sachsen*, 1886, p. 84).

GUILLEBEAU (Alb.) (Berne), Sur l'histologie de l'échinocoque multiloculaire *(Virchow's Archiv*, Bd CXIX, p. 108-117, 1890) (un cas chez une vache, deux cas chez l'homme).

HARMS, l'Echinocoque multiloculaire chez les bœufs *(4 Jahresber. der K. Thierarzneischule in Hannover*, 1872, p. 62).

HUBER, l'Echinocoque multiloculaire chez les bœufs *(Jahresbericht des naturhist. Vereins in Augsburg*, 1861, et *Virch. Archiv*, Bd LIV).

JOHNE, Echinocoque multiloculaire chez les bœufs et les porcs *(Bericht über das Veterinärwesen in Künigr. Sachsen*, 1888).

MELNIKOW-RASWEDENKOW, Etudes sur l'échinocoque alvéolaire ou multiloculaire *(Beiträge zur path. Anatomie und allgem. Path.; Archives de Ziegler*, 1901, *Supplément*, IV, p. 258-273).

MÖBIUS, Echinocoque multiloculaire chez les moutons *(Zeitschrift fur Fleisch und Milchhygiene*, Bd VII, p. 118, 1897).

MULLER (Arthur), Sur un cas d'échinocoque alvéolaire multiple du foie de porc *(Deutsche Zeitschrift für Thiermedicin*, Bd XVII, p. 451, 1891).

OSTERTAG, Sur l'échinocoque multiloculaire chez les bœufs et les porcs *(Deutsche Zeitschrift für Thiermedicin*, Bd XVII, p. 172-195, 1891).

PERRONCITO, *l'Echinocoque multiloculaire*, 1872.

Raillet et Morot, l'Echinocoque multiloculaire observé en France chez les animaux (*Bull. de l'Académie de médecine*, séance du 19 avril, t. XXXIX, 1898, vol. 1, p. 428).

Röll, *Lehrbuch die Pathologie des Hausthiere S. Aufl.*, Bd I, p. 92).

Schmidt (Dresde), Echinocoque multiloculaire dans le poumon du mouton (*Deutsche thierärztl. Wochenschr. V. Jahrg.*, p. 145, 1897).

Ströse, *Parasitologische Mittheil.*, *Zeitschrift f. Fleisch und Milchhygiene VIII Jahrg. S. H.*, p. 81, 1898).

Walley, Echinocoque multiloculaire chez le bœuf, le mouton et le porc (*The Journ. of Comp. Pathol. and Ther.*, 1892).

Wegener, Sur un cas non ordinaire d'échinocoque multiloculaire chez le bœuf (*Zeitschrift für Fleisch-und Milchhygiene*, Bd VIII, H. 7, p. 128, 1898).

TABLE DES MATIÈRES

Lyon. — Imprimerie A. Rey, 4, rue Gentil. — 60359